中医临床必读丛书

慎柔五书

明·胡慎柔　撰
郑金生　整理

人民卫生出版社

图书在版编目（CIP）数据

慎柔五书/明·胡慎柔撰　郑金生整理. —北京：人民卫生出版社，2006.6

（中医临床必读丛书）

ISBN 978-7-117-07610-4

Ⅰ.慎…　Ⅱ.①胡…②郑…　Ⅲ.中医内科学-中国-明代　Ⅳ.R25

中国版本图书馆CIP数据核字（2006）第044394号

人卫社官网	**www.pmph.com**	**出版物查询，在线购书**
人卫医学网	**www.ipmph.com**	**医学考试辅导，医学数据库服务，医学教育资源，大众健康资讯**

中医临床必读丛书

慎柔五书

撰　　者：明·胡慎柔
整　　理：郑金生
出版发行：人民卫生出版社（中继线 010-59780011）
地　　址：北京市朝阳区潘家园南里19号
邮　　编：100021
E - mail：pmph @ pmph.com
购书热线：010-59787592　010-59787584　010-65264830
印　　刷：北京铭成印刷有限公司
经　　销：新华书店
开　　本：850×1168　1/32　**印张：**3.875
字　　数：77千字
版　　次：2006年6月第1版　2023年10月第1版第13次印刷
标准书号：ISBN 978-7-117-07610-4/R·7611
定　　价：10.00元
打击盗版举报电话：010-59787491　E-mail：WQ @ pmph.com
（凡属印装质量问题请与本社市场营销中心联系退换）

出版者的话

中医要发展创新，提高临床疗效是必由之路。而提高临床疗效的捷径，就是继承前人宝贵的诊疗理论和丰富的临床经验。古今大凡著名医家，无不是在熟读古籍，继承前人经验的基础上而成为一代宗师的。厚积薄发，由博返约，是读书成才的必然过程。步入21世纪，中医的发展与创新仍然离不开继承，而继承的第一步必须是熟读中医古籍，奠定基础。这好比万丈高楼，筑基必坚；参天大树，扎根必深。

为了在新世纪进一步发展中医，提高中医临床疗效水平，针对目前中医现状，国家中医药管理局启动了"优秀中医临床人才研修项目"。该计划首批精选培养名中医200名左右，期望在新世纪再培养一大批中医临床大家，为我国人民的医疗保健再做贡献。做临床，必读古籍；做名医，更需要熟悉古籍并能灵活应用。为了适应中医临床人才培养计划，我们从"优秀中医临床人才研修项目"必读书目中先期精选了中医各科必读的20种予以整理出版，后51种相继出版发行，《中医临床必读丛书》的出版渐臻完备。本丛书共71种，所选精当，涵盖面广，多为历代医家推崇，尊为必读经典著作，在中医学发展的长河中，占有重要的学术地位。

本次整理突出了以下特点：①力求原文准确，每种医籍均由各科专家遴选精善底本，加以严谨校勘，为读者提供精确的原文。②原则上只收原文，不作校记和注释，旨在使读者在研习之中渐得旨趣，体悟真谛。③每书撰写了导读，介绍该书的作者生平、成书背景、学术特点，及对临床的指导意义以及如何学习运用等内容，提要钩玄，以启迪读者。为便于读者检索，书后附以索引。

期望本丛书的出版，能真正起到读古籍，筑根基，做临床，提疗效的作用，有助于中医临床人才的培养和成长，以推动我国中医药事业的发展与创新。

一、经典著作

《黄帝内经素问》
《灵枢经》
《伤寒论》
《金匮要略》
《温病条辨》
《温热经纬》

二、通用著作

《素问玄机原病式》
《素问病机气宜保命集》
《儒门事亲》
《脾胃论》
《兰室秘藏》
《格致余论》
《丹溪心法》
《景岳全书》
《医贯》
《理虚元鉴》
《慎柔五书》
《医宗金鉴》
《石室秘录》
《杂病源流犀烛》
《类证治裁》
《医林改错》
《血证论》
《本草备要》
《医方集解》
《名医类案》
《医学衷中参西录》

三、各科著作

(一)内科
《金匮钩玄》
《秘传证治要诀及类方》
《医宗必读》
《医学心悟》
《证治汇补》
《医门法律》
《张氏医通》
《张聿青医案》

《临证指南医案》
《症因脉治》
《医学入门》
《医醇賸义》
(二)外科
《外科证治全生集》
《外科发挥》
《疡科心得集》
《外科精义》
(三)妇科
《妇人大全良方》
《女科经纶》
《傅青主女科》
《竹林寺女科秘传》
《济阴纲目》
(四)儿科
《小儿药证直诀》
《活幼心书》
《幼科发挥》
《幼幼集成》
(五)眼科
《秘传眼科龙木论》
《审视瑶函》
《银海精微》
《目经大成》
《眼科金镜》
(六)耳鼻喉科
《重楼玉钥》
《口齿类要》
《喉科秘诀》
(七)针灸科
《针灸甲乙经》
《针灸大成》
《针灸聚英》
(八)骨伤科
《永类钤方》
《仙授理伤续继秘方》
《世医得效方》
《正体类要》
《伤科汇纂》
《厘正按摩要术》
(九)养生
《遵生八笺》
《老老恒言》

人民卫生出版社
2006年5月

序

中医药学是具有中国特色的生命科学，是科学与人文融合得比较好的学科，在人才培养方面，只要遵循中医药学自身发展的规律，只要把中医理论知识的深厚积淀与临床经验的活用有机的结合起来，就能培养出优秀的中医临床人才。

近百余年西学东渐，再加上当今市场经济价值取向的作用，使得一些中医师诊治疾病，常以西药打头阵，中药作陪衬，不论病情是否需要，一概是中药加西药。更有甚者不切脉、不辨证，凡遇炎症均以解毒消炎处理，如此失去了中医理论对诊疗实践的指导，则不可能培养出合格的中医临床人才。对此，中医学界许多有识之士颇感忧虑而痛心疾首。中医中药人才的培养，从国家社会的需求出发，应该在多种模式多个层面展开。当务之急是创造良好的育人环境。要倡导求真求异，学术民主的学风。国家中医药管理局设立了培育名医的研修项目，首先是参师襄诊，拜名师制订好读书计划，因人因材施教，务求实效。论其共性则需重视“悟性”的提高，医理与易理相通，重视易经相关理论的学习；还有文献学、逻辑学，生命科学原理与生物信息学等知识的学习运用。“悟性”主要体现在联系临床，提高思想思考思辩的能力，破解疑难病例获取疗效。再者是熟读一本临证案头书，研修项目精选的书目可以任选，作为读经典医籍研修晋阶保底的基本功。第二是诊疗环境，我建议城市与乡村、医院与诊所、病房与门诊可以兼顾，总以多临证多研讨为主。若参师三五位以上，年诊千例以上，必有上乘学问。第三是求真务实,“读经典做临床”关键在“做”字上苦下功夫,敢于置疑而后验证、诠释进而创新,诠证创新自然寓于继承之中。

中医治学当溯本求源,古为今用,继承是基础,创新是归宿,认真继承中医经典理论与临床诊疗经验,做到中医不能丢,进而才是中医现代化的实施。厚积薄发、厚今薄古为治学常理。所谓勤求古训、融汇新知,即是运用科学的临床思维方法,将理论与实践紧密联系,以显著的疗效、诠释、求证前贤的理论,寓继承之中求创新发展,从理论层面阐发古人前贤之未备,以推进中医学科的进步。

综观古往今来贤哲名医均是熟谙经典,勤于临证,发遑古义,创立新说者。通常所言的“学术思想”应是高层次的成就,是锲而不舍长期坚持“读经典做临床”在取得若干鲜活的诊疗经验的基础上,应是学术闪光点凝聚提炼出的精华。笔者以弘扬中医学学科的学术思想为己任而决不敢言自己有什么学术思想,因为学术思想一定要具备有创新思维与创新成果,当然是在继承为基础上的创新;学术思想必有理论内涵指导临床实践,能以提高防治水平;再者学术思想不应是一病一证一法一方的诊治经验与心得体会。如金元大家刘完素著有《素问玄机原病式》,自述“法之与术,悉出《内经》之玄机”,于刻苦钻研运气学说之后,倡“六气皆从火化”,阐发火热症证脉治,创立脏腑六气病机、玄府气液理论。其学术思想至今仍能指导温热、瘟疫的防治。非典型传染性肺炎(SARS)流行时,运用玄府气液理论分析证候病机,确立治则治法,遣药组方获取疗效,应对突发公共卫生事件造福群众。毋庸置疑刘完素是“读经典做临床”的楷模,而学习历史,凡成中医大家名师者基本如此,即使当今名医具有卓越学术思想者,亦无例外,因为经典医籍所提供的科学原理至今仍是维护健康防治疾病的准则,至今仍葆其青春,因此“读经典做临床”具有重要的现实意义。

值得指出,培养临床中坚骨干人才,造就学科领军人物是当务之急。在需要强化“读经典做临床”的同时,以唯物主义史观学习易经易道易图，与文、史、哲，逻辑学交叉渗透融合，提高“悟性”指导诊疗工作。面对新世纪东学西渐是另一股潮流，国外学者研究老聃、孔丘、朱熹、沈括之学，以应对技术高速发展与理论相对滞后的矛盾日趋突出的现状。譬如老聃是中国宇宙论的开拓者，惠施则注重宇宙中一般事物的观察。他解释宇宙为总包一切之“大一”与极微无内之“小一”构成，大而无外小而无内，大一寓有小一，小一中又涵有大一，两者相兼容而为用。如此见解不仅对中医学术研究具有指导作用，对宏观生物学与分子生物学的链接，纳入到系统复杂科学的领域至关重要。近日有学者撰文讨论自我感受的主观症状对医学的贡献和医师参照的意义；有学者从分子水平寻求直接调节整体功能的物质，而突破靶细胞的发病机制；有医生运用助阳化气，通利小便的方药能同时改善胃肠症状治疗幽门螺杆菌引起的胃炎，还有医生使用中成药治疗老年良性前列腺增生，运用非线性方法，优化观察指标，不把增生前列腺的直径作为惟一的“金”指标，用综合量表评价疗效而获得认许，这就是中医的思维，要坚定地走中国人自己的路。

人民卫生出版社为了落实国家中医药管理局设立的培育名医的研修项目，先从研修项目中精选 20 种古典医籍予以出版，余下 50 余种陆续刊行，为我们学习提供了便利条件，只要我们“博学之，审问之，慎思之，明辩之，笃行之”，就会学有所得、学有所长、学有所进、学有所成。治经典之学要落脚临床，实实在在去“做”，切忌坐而论道，应端正学风，尊重参师，教学相长，使自己成为中医界骨干人才。名医不是自封的，需要同行认可，而社会认可更为重要。让我们互相勉励，为中国中医名医战略实施取得实效多做有益的工作。

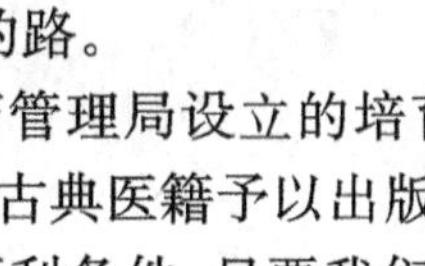

2005 年 7 月 5 日

导读

《慎柔五书》的作者是明末一位医僧，姓胡，名住想，字慎柔。作者曾患痨病，经治疗获愈之后，开始精研医学，尤其是对虚损、痨瘵的治疗具有丰富的经验。其弟子石震、友人顾元交等将作者遗留的临床经验编订成《慎柔五书》，是为治疗虚劳的名著。当今肺痨有卷土重来的趋势，该书将为中医治疗此类疾病提供重要的借鉴。

一、《慎柔五书》与作者

古人有“久病成良医”之说，胡慎柔就是一个最好的例证。胡氏为毗陵（今江苏常州）人，生来聪明，从小就寄养在僧庙，长大后遂削发为僧，名住想，慎柔为其字。根据《慎柔五书》之前的《慎柔师小传》所载，他应当生活在明末（1572—1636）。慎柔性喜读书，对佛家、儒家的书无不遍览，所以心血耗疲，得了瘵疾（相当于今之结核病），几乎病故。后来经当时名医查了吾的悉心诊治，一年多后痊愈。

查了吾，名万合，安徽泾县人，是当时名医周慎斋的高徒。周慎斋名满海内，“自明以来，江南言医者，类宗周慎斋”（《本草述钩玄》卷首）。查了吾见胡慎柔聪颖沉静，非常器重，欲传以己学，从此胡慎柔就跟随查氏学医十余年。后来查氏见慎柔学识要超过他自己，就让慎柔到其师周慎斋处学习。所以胡慎柔得到了当时最著名的两名医家传授。胡氏跟随周慎斋学习时，经常记录其师口授经验，并帮助诠次了一些周氏的临证语录。

有了上述学医的经历，胡氏回乡之后，治病辄应，成了一方名医。崇祯丙子（1636），胡慎柔患病，临终前将其平生所著之书五种，授给弟子石震。石震和慎柔生前的友人顾元交这五种书集为《慎柔五书》，在慎柔死后十年（约相当于清顺治三年，即1646）校订出版。

这五种书都很菲薄，依次为《师训》（记录查了吾的医学言论）、《历例》、《虚损门》、《痨瘵门》、《医案》。从胡慎柔学医的经历，可以知道这套小书中积累了作者亲身经历、名家指点下的许多治疗经验，尤其是治疗痨瘵的心得值得引起后人高度的重视。

二、主要学术特点及对临床的指导意义

《慎柔五书》主要论述的病种是虚损和痨瘵，学术上则秉承了李杲（东垣）、薛己（立斋）的甘温益脾，补土培元思想。但在表述方法上，该书并不以汇集前人之说为宗，而是随感而发，有得辄记。因此该书对临床最重要的价值是其临床治疗的经验。

这套小书开篇卷一为《师训》，记载了慎柔跟随查了吾学医时得到的一些老师的训诫及医案。这些训诫“随闻随述”，没有作任何修饰，“故其言多直率而不文，其词章多琐屑而无脊”。也就是说《师训》不讲究词章的华丽，而是直率地讲述个人经验，既缺乏文才，也很琐碎，似乎抓不到一条主线。但正是因为该书的朴实无华，才更显得其实用可据。从这篇师训中，可以看出查了吾临证尤其讲求脉诊，其论证往往先述脉象、后述症状，或只凭脉象确定治方用药。查氏辨脉，不仅是单纯的脉象，而且特别讲究两手六部之脉，论脉详细，在诸多明代医家中，是其特色。在用药方面，查氏好用补脾升提之温药。但在补脾之时，又能顾及药之燥性。例如该篇云：“凡久病用补脾、补命门之药，皆燥剂，须用当归身以润肝，恐燥能起肝火故也。”说明查氏并非一味滥用温补。

卷二是“历例”，介绍了治疗虚损的一些经验。其中包括虚

损的脉至数、症状、辨证用方，治虚损与季节的关系、预后等相关的问题，并举有所治病例以为证。

按照胡慎柔的观点，“虚劳”二字不能笼统言之，二者之间仍有显著区别。其中“损病自上而下，劳病自下而上。损病传至脾、至肾者不治，劳病传至脾、至肺者不治。”在治疗方面，胡氏又主张：“以劳法治损，多转泄泻；以损法治劳，必成喘促。”所以他把虚损、痨瘵分成两门，即卷三是虚损，卷四是痨瘵。在这两卷之中，分别先论脉法，次论其病因病机、疾病类型、辨证要领，以及立法选方用药。

最后一卷为“医案”，记载了胡慎柔治疗各类病症的经过。其医案按病分类，计有风、疟、痢、伤、脾胃、虚劳、头痛、胃脘痛、眼痛、齿痛及杂症等类。显然在这些类别的医案中，虚劳病案并不占多数。正是从各类病案中，才可以看到胡慎柔临床治疗的整体学术思想。因此全书最后的一部分也是最能体现胡氏治疗特点的一个部分。

三、如何学习应用《慎柔五书》

《慎柔五书》虽号称五书，但实际上篇幅不大。学习该书时，要把握该书的精华所在，体会作者最突出的学术贡献及其时代的局限性，才能高屋建瓴地学好此书。

1. 掌握“虚损”与“痨瘵”的证治异同

前面已经提及，胡氏最主要的学术观点是“虚劳”（虚损、痨瘵）不能笼统言之，二者之间有显著差别。

虚损、痨瘵的区别中，首先是疾病发生发展的趋势：“损病自上而下，劳病自下而上。”所谓“虚损”的自上而下，是指其虚损的一般顺序是损皮毛、损血脉、损肌肉、损筋、损骨。最后是“骨痿不能起于床者死”。而痨瘵则多系水枯火燥，引起骨蒸劳热，最后是“皮聚而毛落者死”。所以“损病传至脾、至肾者不治；劳病传至脾、至肺者不治”。

在治疗方法上，胡氏遵循的是经典的治损方法：“损其肺者益其气，损其心者调其荣卫，损其脾者调其饮食，适其寒温，损其肝者缓其中，损其肾者益其精气。”然此五者之中，益气、调荣卫、调饮食、缓中，又无不和补脾益气相关。所以胡氏继承了李东垣的脾胃学说，重在补脾。他强调：“土常不足，最无有余”。又认为“人之一身，以血为主。血以气为先，当补血中之气。”最终还是归结到要时时顾及人身之气。胡氏对保元汤、四君子汤等补气方情有独钟，都是缘于这一思想。

至于痨瘵，胡氏主张根据其病情变化，分阶段治疗。在初热未甚的蒸病阶段，宜按五蒸汤加减。病稍退，则参用清心及痨瘵治方。对痨瘵各个阶段、各种兼证所用立法及选方，胡氏都有其独到的经验，这是本书的一个重点内容，必须仔细阅读。由于作者是一位临床医生，在写作方面注重实际经验的表述，随感随写，有可能脉络欠明，则需要读者自己随时作好笔记，归纳相关知识，才能收到良好的效果。

2. 揣摩书中的医案，真确领会其中的辨证用药法

该书除虚损、痨瘵为主要内容之外，还有很重要的一块内容即卷五的医案。此卷医案涉及的病种甚多，最能体现作者的治疗经验和对某些疾病的辨证心得。在学习这部分内容的时候，要充分注意到作者的学术思想渊源。作者师从周慎斋、查了吾，此二人均为明代温热派传人，远承李杲，近效薛己，因此在立法选方上多用温热补气之方。所以，在阅读本书医案时，要全面掌握各病例的症状及治疗过程，领会作者立法选方的细微之处，揣摩其获效的根本原因，不能仅凭病名而仿效其法。

《慎柔五书》是明末一本治疗内科虚劳的名著，书虽小而特点突出。学习该书要特别注意汲取作者的临床治疗经验。书中有痨虫的描述以及搜集前人的所谓“取虫法”，连朱丹溪这样的名医都说“不必深泥”，则当今的读者更无须信以为真。

该书流传最早的是顺治本，目前仅见孤本存世，其原版就有空缺之处。但流传最广的刻本是清乾隆六醴斋本、周氏医学丛书本。此两本都是源自顺治本，但有略有改动。如后世翻刻者认为原书中的“天灵盖散”用到人药，视为不经之说，遂将此数字用墨丁表示。考虑到古籍整理必须尊重原书，至于内容的取舍，全在后人自己斟酌，故本次整理时尊重原版，不对其中的迷信或某些不适应现代的内容删去，请读者见谅。

郑金生

2006 年 4 月

整理说明

一、该书有清顺治三年（1646）石震序刊本，又有据顺治本再刻之乾隆五十一年（1786）修敬堂六醴斋医书本（简称“六醴斋本”），宣统三年周学海据六醴斋本翻刻的《周氏医学丛书》。本次以顺治本为底本，以六醴斋本、周氏本为校本进行整理。凡属校本增加的注文，一律不与增入。底本正确或意义可通者，校本文字略异，不改不注。

二、本书采用横排、简体，现代标点。容易产生歧义的简体字，仍使用原繁体字。

三、该书药名有与今通行之名用字不同者（如“僵蚕”作“姜蚕”、“破故纸”作“破古纸”、“山查”作“山楂”等），今径改作通用名。

四、凡底本中的异体字、俗写字，或笔画差错残缺，或明显笔误，均径改作正体字，一般不出注。该书某些名词术语用字与今通行者或有不同，如“脏腑”作“藏府”等，今一律改作通行者，不另出注。

五、该书之稿成于明末，故偶可见有避明光宗（朱常洛）名讳之处，如将“常”改作“尝”等，今均复其旧。清乾隆刻本尚保留康熙间始兴的避讳，如“丘”改作“邱”等，顺治底本无此避讳，故不改不注。

六、书中常可见某些方言，如二十写作“念”（即“廿”），不改不注。书中的“症”、“证”常互见于文中，某些地方使用的意义相似，但难以按当今中医书使用的“症 ”、“证”概念逐一区分，故不改不注，各仍其旧。

七、顺治底本原有空缺，今用“□”表示。卷四大黄䗪虫丸以下若干方剂未将方名冠于前，今均补冠以方名。

序

士生于叔叶，不能希志轩冕，又不能遂逸丘樊，其或隐身以利物，混俗以弘道，往往以技显于时。史家列方伎，日者、仓公并传，刘歆较中秘书，占候医方，并载七略。一则定犹豫于几微，一则救艰危于呼翕，学医乎？学卜乎？吾学医矣。予自壬午逮乙酉间，连岁作客，几罹兵革者数矣。乃退而悬壶市上，予岂妄诞哉？恃吾友石氏瑞章为之依表也。然予之知瑞章，由于先知有胡氏慎柔，慎柔以医隐于僧，物故者十年矣。予交之在二十年之前，先是，吾师熊鱼山先生夫人得奇恙，随宦游，遍叩青囊，终无济者。予推毂慎柔，竟以六剂奏效，再数剂全瘳。自是予与慎柔同客于先生松陵治所者一年。既得朝夕领绪益，又尽收其枕匣之秘，得抄本盈尺。辛未年，予北游太学，携之簏中。会鱼山先生以黄门罢归，思慎柔不可得见，欲尽索其书。予不敢私，而紫编丹笈，自吴入燕者，又自燕入楚矣。寻又遭寇獗猖，先生挈家迁播，闻其书已久没兵火中，乃慎柔即有另本，亦已星散不可问。比年来，予以瑞章友善，每与促席研究医旨，兼诸家之长，深望洋之叹，青过前人，玄成奥帙，然终于不忘所自，口慎柔不少辍，而虚怯一门，尤推独步。遂出其遗书，即予向所授受者也。予为庆幸及感慨者久之，瑞章遂谋之灾梨。盖传其学、传其人。起膏肓于未形，驱府俞之沉患，瑞章之业广矣，瑞章之庆长矣。瑞章齿少于予，其学窥渊海，宿儒不能过。刀圭入口，僵者立苏。所在户外屦满，所著述甚博，丽名诸生，身故在隐显之间。予则灰心，将以越人老矣，惟瑞章有以导予。

粤尹顾元交书

慎柔师小传

石震

师毗陵人，胡姓，本儒家子。生而敏慧，稚年寄育僧舍，长寻薙发，名住想，字慎柔。性喜读书，凡一切宗乘，以及儒书、经、史、子诸编，无不究览。心血耗疲，得瘵疾，几不起。时查了吾先生寓医荆溪，师往求治，岁余获痊。了吾先生泾县人，为太平周慎斋先生高座。师颖悟沉静，了吾先生深器之，欲授以己学，师由是执贽，事先生十余年。先生惧其学识过己，乃令往从慎斋先生，与薛理还偕行。理还亦毗陵人。予于己卯春曾识荆于嘉禾，时年已逾七十。因出了吾生平所验案及禁方赠予，予自此益尽窥了吾之学。慎斋先生名满海内，从游弟子日众。师随侍，每得其口授语辄笔之。先生初无著述，今有语录数种行世，多师所诠次也。师自是归里，治病辄应，履日盈户外，然性好施，虽日入不下数金，而贫如昔。岁庚午，吴江宰熊鱼山先生夫人抱奇恙六七年矣。延师至，以六剂奏效，一时荐绅士大夫，咸服其神明。因往来吴会间，里居之日少。岁壬申，予时习岐黄家十余年，雅慕师，每相过从，谈论辄达曙忘倦。师每忾生平所学，嗣者寥寥，言之惋然。然窃谓师貌古神暗，当得永年。亡何，丙子仲夏，忽示疾，以手札招予，授生平所著书，凡虚损一，痨瘵一，所札记师训一，治病历例一，医案一。又数日，竟脱然去，年六十五。距今又十年矣！予将以其书寿之于梓，因为之传。

目录

师训题辞

石震

师训者，查了吾先生麈头之言，而慎柔述之者也。刻《慎柔五书》，而先之以师训者，志所自也。应酬驳剧，随感随发，非著撰也。晨昏风雨，随闻随述，非笺疏也。故其言多直率而不文，其词章多琐屑而无眷。然正如道家之丹源，禅家之宗旨，得其单辞片语，即可该贯万理。今又错综原文，依类连举，稍加序秩，无伦次而略有伦次，使学者便为观览焉。是编出，不但慎柔祖述了吾之言在是，而慎斋先生之源流，亦可窥豹一斑矣。

慎柔五书卷之一
师训第一

石 震 瑞章父 订正
毗陵
顾元交 焉尹父 编次

地黄丸为肾家之主剂。盖肾水枯，则肝木不荣；木不荣，则枯木生心火。故用熟地以滋肾，用泽泻以去肾家之邪，则地黄成滋肾之功。肾所恶者土也，脾家有湿热，则能克肾水，故用山药补脾，用茯苓以去脾家之湿，则山药成补脾之功。木枯则耗水，以山茱萸敛火以润肝；火炽亦能涸水，以牡丹皮泻心火而补心。心足则火不妄起，且下降与肾交，而补肾之功愈成矣。此即《难经》东方实，西方虚，泻南方，补北方之义；又《素问》亢害承制之道也。

凡两手俱数，大便燥者，八物汤。洪大有力，地黄汤；无力，大补汤。脾燥，加山药；脉弦，加芍药；右关浮无力，加丁香；沉无力，加干姜。

内伤，寸脉大于尺脉，此阳脉盛也，宜用保元汤加归、芍引下，则大脉去，而阳气亦内收矣，此从阳引至阴分之法。

内伤，右尺弦弱，不宜用寒凉，以命门火虚故也。

若右关缓有力，缓则为湿。又寸尺弱者，用补中汤加赤茯、苡仁。盖补中补寸弱，赤茯、苡仁行中焦湿，又能使中焦之气下行，而尺脉自和。

右关缓无力，用参苓白术散加黄芪，以补上而益下。

凡在右，以四君子汤加减。欲上，用黄芪；欲下，赤苓、苡仁。在左，以四物汤调理。若左寸洪有力，加木通、黄连、赤茯苓之类。盖木通泻小肠火，小肠为心之腑，黄连泻心，赤茯苓者，赤入丙丁也。

左关浮，用羌、防。左关沉有力，用山栀、柴胡、知、柏之类。左尺有力，加知柏以泻其有余。盖左有泻而无补，右有补而无泻，则命门火重矣。

凡内伤发热、口干，乃下焦虚寒，火不归元，阳气在上故耳。须温下焦，使阳气下降，则口干自愈。

凡内伤，火在上，水在下，故发咳嗽而喘，此皆滋阴降火所致也。初用桂制白芍、吴萸少许，及甘草、人参、五味、半夏、破故纸、杜仲。一温则火下行，水上升。如或作泻，则阳下行，而胃中所积宿食水谷行动矣。

凡虚损，肺脉大，气喘，下部脉弦细弱微，此皆阳上越而不降，内寒外热，上热下寒之症。用人参一钱，桂制白芍一钱，干姜三分，半夏一钱，五味十五粒，甘草生炙二分。使温中内收，阳气降下。

凡久病服寒凉克伐过多，以致三阳气衰，致痰凝气滞，以调元之剂治之。阳气一动，则少阳先升，少阳欲先出，前有太阳，后有阳明，遏截不能伸，少阳之气至太阳，太阳与之并则寒，与阳明并则热，遂成寒热疟状，非真疟也。其太阳气达，遂有伤风之状，鼻塞、恶风寒之症见矣。阳明气达，则有作泻之症。此时正当调脾补元，分头施治，则旧病尽脱矣。

凡服寒凉克伐之过，遂成血凝气滞，用温补之剂，其痰血决行，脉气渐和，须预言将来或有凝血少许。此乃通经气壮而血行也。

凡脉细数，肾虚；弦数，肝虚；短数，肺虚。此为病重之脉，有胃气则生，无胃气则死。

散数则为心虚。诸数之中，尚有舒徐和缓之意者，是云有胃气也。

凡虚损脉数十数至，尚不细短，按之有一条者，可服独参汤一、二两，然后调理。

虚损大便燥者，用杏仁、枳壳、苏梗，则能去宿粪。

凡脾脉细弦而涩，则中气虚寒，宜温。直用温药则火起，须益智温之，更用山药以养脾，则益智之温，退居下焦，补命门火，则火生土，遂成连珠之补，而火不起矣。

尝诊一人，脉右关浮大，乃阳气浮上，症当中寒，果然肚疼作泻，宜用建中汤，收阳入内而中温矣。

凡持斋人，所食之物皆渗淡，所食之油皆属火。渗淡泻阳，阳虚则火起。此东垣云：持斋之人多胃虚。

凡久病用补脾、补命门之药，皆燥剂，须用当归身以润肝，恐燥能起肝火故也。

一痰症，曾有人病痴，寸脉不起，脚冷，关脉沉洪，此阳气为痰所闭，宜升、宜降、宜开。用紫苏、陈皮、半夏、赤芍、赤茯苓、枳壳、干葛、石菖蒲、远志、人参之类。其病欲言而讷，但手指冷。此乃痰闭阳气之病，后宜归脾汤去枣仁、圆眼、黄芪，加石菖蒲、远志、半夏，一补一开一行。后用全料归脾汤，久自愈。

病人久虚，内有宿积旧痰，用参、术补之，久乃吐出臭痰，或绿色痰，当不治。盖积之久而脾胃虚极不运，故郁臭耳。

一人常梦遗，诊其脉，关中有动脉如大豆圆，此痰凝中焦，幸梦遗，免鼓症。且寸尺俱不起，补中加茯苓、半夏、石菖蒲，亦一升一降之道也。

一人久悲郁，先前五、六月倦甚，寻得痴症，只以手空指人，问为何？曰：我欲言而不能也。诊其脉，二尺微而不起，二关洪缓，此阳郁而不能升不能降也。用二陈汤加人参，以开痰助脾，益以升、柴助阳，石菖蒲、远志、赤茯苓以利湿降痰降火，四剂即安，缓服丸剂而愈。

吐血症，初六脉俱洪数，须用茯苓补心汤。盖白茯苓能守五脏真气，能泄肾中伏火，能泻脾湿以健脾。二、三剂后，数脉稍退，尚洪，以地黄丸纳气；洪稍减至弱，以四君子加减，补脾生肺，肺生水之义。如或见血，加牡丹、熟地。右关有火，加山药；左关有火，加山茱萸；左关左尺有火，加茯苓、泽泻、熟地。

一人吐血后，右关、尺洪大，便燥、口干，用白芍、甘草、人参、苏梗、归身各五分，枳壳五分，杏仁四粒，黄柏二分，二剂下即润，诸症即退。

凡欲止吐血，须炒黑干姜、五味子二物。以干姜性温，且血见黑即止；五味子味酸，能收逆气。

一人头面俱痛，服寒凉药多，其脾胃脉细涩，左尺亦涩，左寸、关洪，此下焦寒而火邪逆上之故也。用羌活五分，酒炒防风三分，酒连一分，酒芩三分，白茯苓一钱，人参二钱，甘草五分，半夏一钱，破故纸一钱，枸杞子一钱。二服，脉即粗而不细，而头痛亦除。

治梅核气，用四七汤加人参一钱、干姜三分、细辛二分、桂芍一钱、半夏一钱，此皆下气散痰、温中升阳之剂。非细辛之升阳，上焦无阳，则痰气焉能得动？

凡痨疰病，须用金银藤叶煎汤药。如肺虚，加保元、五味子；心脾虚，归脾汤。六脉俱有火而虚，八珍；脾肺虚，补中；肾脉洪大，地黄汤。

凡病久呕，用补脾下气之药，其中须用当归钱许，以润下枯。盖气在上，久而不下，下无津液，故用润之。然脾胃虚而呕者，又忌当归。

五月火月，六月湿月，火旺则生湿，二者相并，肺金受克，则热伤气，而痿倦之疾作矣，故设清暑益气之法。黄芪助肺，人参助元气，甘草泻心火，则元气复而肺气清；湿热盛而胃气不清，故加苍术；湿热在中而饮食不化，故加陈皮、青皮以开胸膈，加神曲以助消饮食；小便赤涩，加泽泻以去下焦之湿；口渴，加干葛以解肌热，又能接胃家津液上润；胃家湿热盛，则肾水受克，加黄柏以救肾水；湿热盛则阳气遏而身热，加升麻以升阳，又走表以益阳；而门冬清心，五味敛肺，恐湿热伤肺故耳。

五苓散为四、五、六月时令之药，盖湿热盛则三焦气不清，上咳、中满、下泻等症作矣。猪苓清上焦，茯苓清中焦，泽泻清下焦，恐湿热盛而脾不化，故用白术以健脾。然阳气不到则湿不去，譬如日所不照之处，地不易干，用官桂之辛升至表，引表之阳气入里，里得阳气而湿即行矣。此方可升、可降、可吐。欲吐，先煎前散冷服，次服热汤一碗即吐；欲利小便，温饮；欲发汗，热饮。

时至初秋，阳气下坠，因夏初之湿热尚在胸中，而有痞满不宽之症，须用金不换正气散以去湿，湿去则金清，金清则降下之令复，譬如主人久不在家，家中秽污所塞，须扫除秽污以俟主人回之意。

截疟方，用白术五钱，当归三钱，陈皮二钱，雄丁香五枚，乌梅三枚，母丁香四枚。水一大碗，浸露一宿，五更去渣取汁温服。盖凡久疟则内伤五脏俱虚，内起火发热，火所畏者水也，以水浸药，略温服之，则火见水而火退矣，火退则诸药能成功。白术补脾，当归润肝，陈皮消痰，丁香温胃，乌梅敛肺润下，其病痊矣。露宿以收清阳之气。五更服者，子一阳生，至寅三阳足矣。

凡右关浮缓，此阳气在上，中已虚寒，主肚疼之疾。秋来主有疟痢。盖内已虚寒，受邪已深，至秋，阳气下降入腹而正气已旺，宿邪不能容，故发此二疾。邪轻则疟，重则痢，皆正旺而邪退故也。

疟疾，二尺细，此下焦寒也，温下则疟可以去矣。不然亦成胀。

凡豁大脉久病，按下尚有浑浑一条，此阴阳未离，犹可治之。若下无一条，开在两边，此阴阳已离，法不可治。此脉常主作泻，盖豁大阳虚不能固下，而阴与阳不相合，故下不禁而作泻也。

凡久病人，脉大小、洪细、沉浮、弦滑，或寸浮尺沉，或尺浮寸沉，但有病脉，反属可治。如久病浮中沉俱和缓，体倦者决死。且看其面色光润，此精神皆发于面，决难疗矣。

凡肝脉细，余脉和缓，周慎斋用补中汤加枸杞即愈，以枸杞补肝故也。

凡寸脉大，阳邪胜，则病者乱而言神；阴脉胜，则病者乱而言鬼。

病重药宜轻、宜少，只以固中剂三四味，渐渐取效。

内伤寸脉大于尺脉，此阳脉盛也，宜保元汤加归芍引下，则大脉去而阳气亦内收矣，此从阳引至阴分之法。

大抵吐极难医，泻极难医。

凡久病，左尺浮大，宜补肺气，须保元加白芍、白茯苓之类，盖金能生水之义。

大抵病在上，宜求之下；在下，宜求之上。

凡用药，有用味留气者，须热饮为妙。倘有畏服热药者，以水洒药面上，即气收在内，是留气也。

凡四时之令，皆有寒热温凉，有及时来者，谓之正令。譬如春宜温而反寒，谓之不及；春宜温而先热，谓之太过。宜温而寒，用香苏散解之。如当春得正令，夏初反复嶙峭，其春初之令未除也，犹宜香苏散解之。倘春遇极温，即为太过，则口渴、舌燥之症见矣。第发热而不恶寒者，谓之温病。此温令之过，治有温病条说具。四时各有时令之病，各有时令之过，咸以此类推之。

若夏时四、五、六月正当夏令，而寒凛凛犹春初之意，香苏犹不免耳。若当时小便赤、口渴等症见，此时令症也，宜五苓、清暑益气、十味香薷之类治之。若当时不热，至秋七八月天气暑热，人患前症，仍以前汤治之，是治其不及之症，而调其不及之候也。

譬如春天正令，三月温和，偶或风寒大作，即有感冒伤风寒之症。若五六月正令大热，偶或大雨，遍地尘热之气，为寒雨逼入人家，即为受暑之症，宜清暑益气汤解之。

凡诊老人及病人，六脉俱和缓而浮，二三年间当有大病或死，何也？脉浮则无根，乃阳气发外而内尽阴火也。用保元或建中服之，则阳气收于内，即反见虚脉，或弦或涩，此真脉也，宜照脉用保元助脾之剂，脉气待和，病亦寻愈，寿有不可知者。

大凡内伤症，下俱虚寒。

凡病肺脉浮大即喘，用温脾敛肺之药，敛不下则成胀，既敛下，肺脉犹大则成疟。若遍身发疮，浮大无妨矣。右关浮大则肚疼，建中敛之则已，敛不下则成痢，皆内伤之症。

历例题辞

石震

语云：百闻不如一见。固有著书盈栋，而见之施行，则胶瑟罔效。宋义谭兵，非不娓娓，而一用辄蹶，曾不如一小卒之久于行间者，迹所睹闻，恒为七书韬略所未经道。此无他，其所阅历然耳。慎柔之学，既深入慎斋、了吾两先生之室，则于虚劳两症，宜为专家，所谓得诀回来，千书万轴，数言可了，更为躬行体验，要语无多，发前人之未发，开后人之津梁，慎柔固有功于今古哉！故为刻虚劳历例，次于师训云。

慎柔五书卷之二 医劳历例第二

毗陵 石 震 瑞章父 订正
顾元交 尃尹父 编次

尝治虚损，脉缓五六至，但咳嗽、发热，无恶寒、喉痛、喉梗等症，以为可治。服保元、四君之类十余剂，咳嗽略可，热亦微退。至二十剂外，咳嗽反甚，热又如故，而身反不能展侧，两足渐无力，至不能行而足蜷，此何也？缘下焦肾气衰惫，而百骸间无津液涵溉，且阳气不能四达，脾肺之气不能下输。故足无力而蜷。虽药有效，病难暂减，终不治也。

尝治虚损，六脉俱数，有神和缓，虽数十余至，不妨可治，初用四君加黄芪、五味子。十数剂后，数脉渐减，仍带和缓意，可治之。若退出，细如丝，尚数，决不可治。又有退出如丝而不数，此犹有胃气，无肚疼作泻而饮食如常，亦可保元、参、术调理，二三年愈。然所云服药后数脉渐减，和缓有神为可治者，亦须三月见功，年半方全愈。又须看年力之衰壮，及精神脾胃之强弱也。若服药后，脉虽和缓而腿足渐无力，如前所述，且痰嗽不止，脉虽缓，治之无益焉。然或如前症，足虽无力而热已退，嗽减，饮食如平人，此脾气尚强，犹可迁延岁月。又有如前症，六脉俱和缓，服前剂热退而脉渐弦，反作泻下血，此平时经络留血，为火热煎熬而成者也。下半月或十日五日自愈。下血时，能饮食，不死；不能饮食，精神倦怠，死可立待。其用药，健脾保元气为主。腹痛、脉弦，理中汤；恶心、饮食少，六君子汤。无此二症，用四君、保元治之。盖下血者，邪气从下窍而出也；又有变作伤风状者，邪气从上窍而出也，宜温肺助脾之药，亦得半月而愈。又有六脉俱和缓，数八、九至，服前剂，先右三脉退去二、三至，左脉尚数不退，是右表先退，左里未退也。至数脉尽退，病将痊愈，左脉犹比右脉多一至，足见表退而里未和耳。《难知》云：伤寒以左为表，右为里；杂病以右为表，左为里。信然！

慎斋师尝云：凡病求汗不出者，不治。虚损，六脉俱数，服滋阴降火之品，不及四五十剂者，犹可治之。如服至数十剂及百剂者，真元耗尽，虽脉大洪缓，中已无神，因用补剂即退去，洪缓变为细数，即渐痿困不起而毙矣。戴人：年少不妄服药，易治。正此谓也。又或服寒凉未多，用保元、四君加生姜一二钱，一二十剂。求汗不出，而洪缓之脉不退，亦属难救。或虽无汗，而洪脉渐减，病亦渐去，且能饮食，此无妨矣。如此脉，大抵秋冬易治，春夏难疗也。

凡虚损，三四月，脉虽数，尚和缓，六七至，若逢春夏火令，津液枯槁，肾水正行死绝之乡，肺绝脾燥，无有不死者。若秋冬火令已退，金水正旺，脉虽数，可治也。然使病者，骨立、喉哑、喉痛、寒热、脉细数、肚疼作泻，亦不治。如前症求治，初用补剂，病当反重，何也？病已延至三四月，服药已多，其不效者，必过用寒凉，病者五脏愈虚，邪火愈炽，初用补剂，或数帖，或一二十帖，邪火一退，反觉头眩、恶心、骨疼、脚酸、神气昏懒、不思饮食。倘脉不细数而带和缓，急用保元、四君大剂连服之，便安寝半日或一日，睡觉即精神顿爽。再一剂，再寝，饮食渐增，则可治矣。倘脉细如丝，肚饱昏愦，即属难治。

凡虚损病久，脉虽和缓，未可决其必疗。盖久病之人，元气虚弱，脉气和缓者，假气也。遇七八月间，服补剂病得渐减，此生机也。或延至十一月，一阳初动，阳气渐升，内气空虚，无以助升发之机，则变憎寒壮热。服补药十余帖，寒热渐退，犹可延挨调理，至二三月不变，得生矣，否则不治。缘春夏木旺，脾肺久病气衰，不能敌时令矣。

尝医新病，或痢、或杂病，初时有邪，脉浮数。用按病药数剂，数脉即退，病亦向安。再数剂即倦，脉反觉浮数，此时不可谓尚有邪也。盖邪退而神气初转，故浮，只宜保元汤养元气。浮数之脉，得微汗而退，此乃阳气升，元神足，而邪自退之法也。倘不识此，仍以祛邪之药治之，精神日损，肌肉日消，久之变为虚劳矣。

凡病遇时节则变换不定，或又加者。盖遇时节，则天地之气或升或降，而人身之气亦应之，病者精气尚冲，犹能与时令相应。若元气久虚之人，无以助升降之气，上升则头眩、呕哕，下降则足热、身寒，反为气候所牵，而身不能为主之矣。

脾胃病，十分虚，死于初春，亦有望春而死者；八分虚，死于孟春；五六分虚，死于仲春。及医之不得其当者，虽原无死道，而业已医坏，至季春不能挨矣。清明前后二三日，尤为不爽。

肺肾病，起于春，十分虚，死于初夏。亦有望夏而死者；八分虚，死于仲夏；六分虚，死于季夏。

凡久病服药后，六脉俱和，偶一日诊之，或细加数，或虚弱，或变怪异常，即当细问起居之故，或有一晚不睡而变者，或因劳碌恼怒，或感冒风寒，各随其感而治之。治之而脉终不和，此为难治。一晚不睡或劳伤者，则用补中助元；伤饮食，则用盐汤探吐，后以二陈加减消食之品佐之。若房劳者，脉虽变而病不加变，犹可以平日调补之剂治之。倘病与脉俱变，调之不和，决难救矣。秋冬尚可冀倖，春夏万不可为。若伤暑者，宜少撤帏闭，以治暑法治之。若冒风寒，以温肺加风寒药散之，一二剂即和，乃可；若不转，亦在不治。大都易于秋冬，而难于春夏。亦观人脾胃元气而消息之，不可轻忽，妄许人以易治。

尝治一产后妇人，素有劳症，一年前以八物汤愈，然连连绵绵，未为全去。次年得产，正癸亥，属戊癸化火之年，天气炎甚，时医虽用人参，仍以山楂能解参毒间之，致寒热作泻。予诊之，脉数九至，尚不短，用保元加干姜、熟附一分，四剂，数脉退减。再清晨诊之，按下浮缓，但去着骨，指下细弦如丝，数脉如故。予曰：不可为矣。彼恳求不已，用桂制白芍五分，炙草五分，参、芪各五分，作建中汤之意，服至八剂，数脉退，几六至。又四剂，几五至。彼以为愈矣，遂止药。至四、五、六月后，脉转弦细而殁。此案有裨前论，故附之。

虚损门题辞

石震

“虚劳”两字，世皆侂侗言之，不知症有不同，治有相反。予幼年初闻慎柔之教，辄云损病自上而下，劳病自下而上；损病传至脾至肾者不治，劳病传至脾至肺者不治。以劳法治损，多转泄泻；以损法治劳，必成喘促。于此之泾渭不明，而懵焉以怯病该之，其能免于南辕北辙之相左乎？丹溪立相火之旨，惟以四物滋阴，阴阳之义，久为晦塞。《内经》益火壮水，分别之理，岂好为多事哉？嘉、隆间，薛立斋先生出，而医学于丹溪，方得一变；慎斋先生嗣出，而医学乃得再变。至我慎柔，乃为集先圣贤之法，及授受之源流，以虚损劳瘵，截然分为两门，而金箧家始煌然再添一炬矣。夫近代《原气论》一书，以先后天分阴阳，即以先后天立治法。余窃谓先天固有损者，非后天损之，无以致病。后天既损之矣，而先天又何能无损？治先天者，治后天耳。岂能捨后天而治先天，愈玄愈奥，总原作者非真实生平得乎，说玄说奥何益也。简而备，明而确，其在此编乎？

慎柔五书 卷之三 虚损第三

毗陵 石 震 瑞章父 订正
顾元交 焉尹父 编次

脉 法

《脉经》曰：脉来软者为虚，缓者为虚，微者为虚，弱者为虚，弦者为虚，细而微者血气俱虚，小者血气俱少。

仲景《要略》曰：脉芤者为血虚，沉小迟者脱气。

又曰：血虚脉大，如葱管。

又曰：脉大而芤者脱血。

慎斋先生云：浮大脉见于右尺，为假火。假火按内伤施治。

凡损病脉数，为胃气不足。若转缓弱，即胃家生发之兆矣。左尺微细不起，右尺带数或浮大，调治非二三年不愈也。

紧数之脉，表里俱虚，紧为寒伤卫，数为血不足。

脉紧则肺气不足，不能卫皮毛而畏风寒。脉数则阴虚火动。脉紧有胃气，脉数无胃气。

内伤作泻，而肺脉豁大者，难治。

病久而脉弦者，转疟方愈；脉缓者，转痢方愈。盖久病得气血活动，故转病也。脉数不得汗，即生肿毒方愈。

两尺无脉，是浊阴在上，痰凝气闭，肺不下降，金不能生水，而成痰厥。《经》曰：上部有脉，下部无脉，其人当吐。吐则浊痰涌出，上部疏通，肺气下降于肾，少阴上升于颠，而有生发之机矣。

仲景云：阳脉涩，阴脉弦，当腹中急痛。尺为阴，寸为阳，阴脉弦，水夹木势而侮土也。阳脉涩者，涩为气有余，是气分有伏火也。火郁在上，水盛在下，故腹急痛。

寸口脉微，尺脉紧，其人虚损多汗，此阳弱也。卫气弱，名曰惵；荣气弱，名曰卑。惵卑相搏，名曰损。

寸口脉微而涩，微者卫气衰，涩者荣气不足，卫气衰面色黄，荣气衰面色青。荣为根，卫为叶，枝叶枯槁，而寒慄咳逆、唾腥吐涎沫也。

趺阳脉浮而芤，浮者卫气衰，芤者荣气伤，其身体瘦，肌肉甲错，浮芤相搏，宗气衰微，四属断绝。

寸口脉微而缓，微者卫气疏，疏则其肤空；缓者胃气实，实则谷消而水化也。谷入于卫，脉道乃行。水入于经，其血乃成。荣盛则其肤必疏，三焦绝经，名曰血崩。

趺阳脉微而紧，紧为寒，微为虚。微紧相搏，则为短气。

少阴脉弱而涩，弱者微烦，涩者厥逆。

趺阳脉不出，脾不上下，身冷肤硬。

少阴脉不至，肾气微，少精血，奔气促迫，上入胸膈，宗气反聚；血结心下，阳气退下，热归阴股，与阴相动，令身不仁，此为尸厥，当刺期门、巨阙。

脉见短数，则无胃气。细数、紧数，俱非吉脉。

洪大，按之下者，虚损之脉。

凡虚损之脉，命门火旺，肾水不足，心火克金，木燥土干，五火交炽。若用知、柏之品滋阴降火，是犹干锅红烈之中，倾一杯之水，反激火怒，立地碎裂矣。若脉带缓，是胃气未绝，犹可调理，用四君加山药，引入脾经，单补脾阴，再随所兼之症治之。土能生金，金自生水，水升火自降矣。

虚损，肺脉豁大者，须防作泻。

江篁南云：得之好内者，其脉芤而驶，真阴损，热内生也。缓而弱者，重伤于苦寒剂也。

汪石山云：凡见数脉难治；病久脉数，尤非所宜。

脉或浮涩而驶，或沉弱而缓者，脉之不常，虚之故也。虚损转潮热、泄泻，脉短数者，不治。

损脉致病次序

扁鹊曰：损脉之为病若何？一损损于皮毛，皮聚而毛落；二损损于血脉，血虚不能荣于脏腑；三损损于肌肉，肌肉消瘦，饮食不能为肌肤；四损损于筋，筋缓不能自收持；五损损于骨，骨痿不能起于床。反此者，至脉为病也。从上下者，骨痿不能起于床者死；从下上者，皮聚而毛落者死。

又损脉损症

扁鹊：一呼二至，一呼一至，名曰损。人虽能行，独未着床，血气皆不足矣。再呼一至，再吸一至，名曰无魂，无魂者当死。人虽能行，名曰行尸。

治　损　法

扁鹊曰：治损之法若何？损其肺者益其气，损其心者调其荣卫，损其脾者调其饮食，适其寒温，损其肝者缓其中，损其肾者益其精气。

五脏逆传致病诀

汪石山云：余治一人，年二十余，病咳嗽、呕血、盗汗，或肠鸣作泄，午后发热。诊其脉，细数无伦次。

语之曰：《难经》云：七传者，逆经传也。初因肾水涸竭，是肾病矣。肾邪传之于心，故发热而夜重；心邪传之于肺，故咳嗽而汗泄；肺邪传之于肝，故胁痛而气壅；肝邪传之于脾，故肠鸣而作泄；脾邪复传之于肾，而肾不能再受邪矣。今病兼此数者，死不出旬日之外，果期而殁。所云邪者，因自病之极，不能自安而侵凌于上也。

虚损死证

《经》曰：肉脱热甚者死，嗽而加汗者死，嗽而下泄、上喘者死，嗽而左不得眠者肝胀，嗽而右不得眠者肺胀，俱为死证。

《灵枢》云：皮寒热不可附席，毛发焦，鼻槁，腊不得汗，取三阳之络，以补手太阴。

肌寒热者，肌肉毛发焦而唇槁，腊不得汗，取三阳于下，以去其血者，补足太阴以出其汗。

骨寒热者，病无所安，汗注不休，齿未槁，取其少阴于阴股之络，齿已槁，死不治，厥亦然。

刘河间曰：虚损之疾，寒热因虚而感也。感寒则损阳，阳虚则阴盛，损自上而下，治之宜以辛甘淡，过于胃则不可治也；感热则损阴，阴虚则阳盛，故损自下而上，治之宜以苦酸咸，过于脾则不可治也。自上而下者，由肺而心而胃；自下而上者，由肾而肝而脾。论曰：心肺损而色敝，肾肝损而形痿。谷不能化而脾损，渐渍之深，皆为虚劳。

寒热论

汪石山论寒热互发者，盖气少不能运行而滞于血分，故发热；血少不能流利而滞于气分，故发寒。仲景云“阳入于阴则热，阴入于阳则寒”是也。寒则战慄鼓颔者，阴邪入于阳分也；热则咳痰不已者，阳邪入于阴分也。此则阴阳两虚，故相交并而然也。

慎斋云：伤寒寒热往来，系邪在半表半里；内伤寒热，系气血两虚。气虚则发热，血虚则发寒。

凡肌表发热，皆邪阳胜，正阳虚也。用黄芪、附子，所以助阳。盖阳气既虚，黄芪性缓，不能到表，须得附子雄壮之气，引芪直走于表，助之成功也。

五脏致伤

《灵枢》云：神伤于思虑则肉脱，意伤于忧愁则肢废，魂伤于悲哀则筋挛，魄伤于喜乐则皮槁，志伤于盛怒则腰脊难以俛仰也。

虚损致病之由

褚先生《精血篇》云：男子精未通而御女以通其

精，则五体有不满之处，异日有难状之疾。阴已痿而思色以降其精，则精不出而内败，小便道涩而为淋；精已耗而复竭之，则大小便道牵痛，愈疼则愈欲小便，愈便则愈疼。又云：女人天癸既至，逾十年无男子合则不调，未逾十年思男子合亦不调。不调则旧血不出，新血误行，或渍而入骨，或变而为肿，或虽合而难子。合男子多则沥血虚人。乳产众则血枯杀人。观其精血，思过半矣。

立斋先生云：夫月水之为物，乃手太阳、手少阴二经主之。此二经相为表里，上为乳汁，下为月水，为经络之余气。苟外无六淫所侵，内无七情所伤，脾胃之气壮，则冲任之气盛，故月水适时而至。然有面色痿黄，四肢消损，发热口干，月水过期且少。乃阴血不足，非有余瘀闭之证，宜以滋血气之剂徐培之，使经气盛，水自依时而下。

又云：凡放出宫人及少年孀妇，年逾三十，两胯作痛而肤不肿，色不变，或大小便作痛如淋，登厕尤痛，此瘀血渍入隧道为患，乃男女失合之证也。

丹溪云：肾主闭藏，肝主疏泄。二脏俱有相火，而其系上属于心，心为君火，为物所感则易动心。心动则相火翕然而随，虽不交合，其精暗耗矣。

亢则害承乃制论

慎斋先生云：在上益下谓之济，以下犯上谓之亢。水火济制，则无病而多寿。譬若火生亢拒，则金气受伤，而金之子为水，水能克火，子报母仇，而火反受其制矣。盖造化之常，生则必克，克则必生，不能以无亢，亦不能以无制焉耳。故又曰：制则生化。所以有病久自愈者，亦亢而自制，制生复也。苟亢而不能自制，则汤液、针石、导引之法以为之助。譬如水固能制火，而肾水本涸之人，岂能以涓滴救其燎原哉?！明乎此理，而补泻运用之妙，自超越于寻常之外矣。

又云：人之一身，生死系乎脾胃。凡伤寒、杂病一七后，只当于脾胃求之，始免杀人之咎。东垣云：补肾不若补脾，此之谓也。然调理脾胃之法，须明五行化气制克之理。譬如木乃水生，独水不能生木，水为木之母，克水者土，则土为木之父，水土相兼，则少阳木生，此河洛生成之义也。若脾土衰耗之人，金失所养，水枯火炽，木且成灰矣。

凡补泻法，泻其有余，因不足者泻之；补其不足，因有余者补之。譬如木盛，因于肺亏，当泻南方以制肝，使火无相克则肺自清。金衰因于火盛，火盛则水亏，当补脾以养金则水自长。盖土常不足，最无有余。

气血贵于中和，偏胜者乃邪伤也。泻其有余，是泻邪也；补其不足，是补正也。气有余者，非气也，火也。初因气不足，渐化为火，烧烁真阴，为害滋大。人之一身，以血为主，血以气为先，当补血中之气。四物加肉桂；补气中之血，保元汤加减。治病不可忘血，亦不可忘气。忘血则四肢不能用，忘气则体无管摄。平和之药，气血疏畅，宜多不宜少；寒热之药，不过却病，宜少不宜多，多则大伤脾胃。虚中有实，正虚生实邪；实中有虚，实邪由虚致。实以泻为补，虚以补为泻。言不能尽，学者研究之可也。东垣《脾胃论·盛衰用药禁论》，岂可不熟读乎？

虚损误药之辨

凡得劳心、嗜欲、七情、饮食、纵酒、饥饱过度，此内伤也。初不自觉，久则成患，以致身热、头痛、恶寒。或因微热，脱换衣服，腠理不密，易感风寒。症类伤寒，实非伤寒。医不明此，骤用麻黄、紫苏、荆芥大发其汗，热未退，仍以寒凉泻火之剂，下陷清气，浊气转升，故食下腹满，又大下之，故中愈不足，以致汗多亡阳，下多亡阴。阴阳耗散，死不旋踵，实医杀之耳！

伤寒发表，汗透而愈。内伤寒热，间作不齐，发热而微汗至颈或脐而还，口不知味，似疟非疟，或兼泄泻，医与诸伤寒药不愈，如是者，名曰内伤。杂病多端，汗而又热，热而又汗，亦头痛发热，或自语烦躁，不思饮食，遍身骨节痛，用补中益气加羌活；或泄泻而热不退，此阳虚也，补中加附子；头痛甚，加蔓荆子、川芎；或无汗而热不退，亦补中；或咳嗽痰中带红，亦补中。此病里虚不足，反用汗下清利，死可待矣。内伤病中，有泄泻、呕吐、腹胀疼痛、咳嗽、清涕，四君加和中散，无有不效。

元气藏于肾中，静则为水，动则化而为火。肾者肝之母也，元气足则肝子足，以承乎心。心为主，神明出焉，元气不足，心神失养，相火抗拒，脾土受亏，金衰木旺，诸脏皆病矣。惟胃气不绝，用药力以培之，庶可几幸万一。生脉散用参、芪或保元之类是也。但见潮热，宜补中。火炽宜发，用升阳散火汤。虚而不泻，宜血分中补气，保元加滋阴。若泻发困热，宜气分中补血，保元、四君加芍药。泻则加炒松花。如自汗，乃阳气虚，加附子。内似火烁，胸中嘈痛，白术一钱，黄连一分，陈皮二分，神曲为丸细小。临卧时嚼碎，津咽下三十丸。三日愈则止。久泻伤肾，用保元兼四神丸。或腹胀，和中散并补中。脉见平和而病不愈，乃药力未至，不可改换。倘不愈，又脉见细数、紧数，皆邪脉变异，更兼呕吐，不祥之兆也。又口失滋味，不思饮食，不可误作胃绝，是内有虚火，当滋生元气，不可以燥剂助火。盖总以脾胃为主，脾胃四季皆扰，常自不足。伤寒言阳明有余，因火邪郁于胃中，故泻胃中之火耳。

虚损由于内伤，证与外感相似。外感头疼、发热、恶寒，其脉浮紧有力，宜汗解而愈。从表入里，脉洪大，大便燥，宜和解通利之。内伤亦头痛、发热、恶寒，其脉紧数无力，宜补中加羌、防，元气一足，邪气自散，羌活领入太阳经而出，前证俱退矣，不效再一剂，自然见汗乃愈。庸医不知此理，仍用发表，汗至颈而还。一旦发似疟，作疟治之；又似痢，作痢治之，更加发热，庸医无措手处矣。伤寒脉洪大有力，内伤豁大，似洪而无力，亦大便结燥，仍用清凉汗下解散之法，大伤脾胃，则肺已亏矣。咳嗽吐痰，或吐红痰，又作阴虚火动治之。脾土一损，杂病多端，潮热似痢似疟，且脾虚不能统血，而吐血之症成矣。若因火盛，脾阴不足，血枯之症，亦不可用滋阴剂，当用救阴之法。阴从阳生，阳从阴长之义。人参、白术、莲子、五味、甘草、白茯之类是也。恶心，加干姜；不思饮食，加砂仁；胸中气滞，加陈皮；泄泻，去陈皮；汗多，加白术、黄芪；恶寒，加肉桂；吐红，去桂。若泄泻而诸药不愈，胃虚难受药者，陈腊肉骨灰、陈米锅焦，共三分，炒松花一分，米糊丸，人参看轻重虚实用之，煎汤送下六七十丸。此法活人多矣。

虚损秘诀

虚损之起，或久遇劳碌，损伤阳气，遂发热，渐至咳嗽。或伤风失治，或治之不当，亦成此症。或伤寒汗下失宜，久之遂成寒热之症。或饥饿伤脾，饱食伤胃，治之不妥，亦成此证。大凡百病后发热不止皆成此证。是皆阳气虚弱，倒入于内，便化而为火而发热也。须用保元或四君加黄芪，再加干葛以开肌，紫苏以开皮毛。病未多日者，服十五六剂，则自然汗来。譬如夏天郁蒸一二日，或三四日，遂大雨方凉，阴阳和而后雨泽降也。又如秋冬阳气降入地中，则井水温暖；至春夏阳升，则天地和暖，万物生化，井中水冷彻骨矣，何内热之有？损病初发，十数日间，未经寒凉药，可用火郁汤、升阳散火汤及补中益气汤，若久之，则火郁汤不宜用矣。保元、四君继之，此为第二关。盖元气已虚，只助阳气，不宜散火。误以当归、地黄补血，并黄柏、知母苦寒有形重味，反伤无形阳气。阳气愈弱愈不升发，阳绝则阴亦随之而绝。损病之死，职此故也。

损病六脉俱数，声哑，口中生疮，昼夜发热无间。《经》云：数则脾气虚。此真阴虚也，此第三关矣。则前保元、四君子剂，投之皆不应，须用四君加黄芪、山药、莲肉、白芍、五味子、麦门冬，煎去头煎不用，止服第二煎、第三煎，此为养脾阴秘法也。服十余日，发热渐退，口疮渐好，方用丸剂，如参苓白术散，亦去头煎，晒干为末，陈米锅焦打糊为丸，如绿豆大，每日服二钱，或上午一钱，百沸汤下。盖煮去头煎则燥气尽，遂成甘淡之味。淡养胃气，微甘养脾阴。师师相授之语，毋轻忽焉。

损病汤药加减法

有汗，用黄芪蜜炙；无汗，煨用；胃虚，米泔水炒用；表畏寒，酒炒；嘈杂，乳汁制；表虚，芪多。泻火，生甘草；热盛，芪、草多；无汗，加干葛、防风、升麻、柴胡；久病热不退，去表药，只用保元；血虚，加当归；脾虚，加白术；渴，加麦门、五味，虚烦亦加；不睡，加酸枣仁；头痛，宜补中益气加川芎、蔓荆；小水不利，加牛膝、茯苓；心神不安，加茯苓、远志、酸枣仁；退火，多用参、芪；虚而动火，少加炒黄柏；小便不通，或赤或白，用黄柏、知母酒浸炒各一两。肉桂一钱，为末，滚水为丸，空心服百丸，小便下异物为验。腰痛，姜汁炒杜仲；恶寒，加官桂；恶心，加干姜；自汗虚寒，加附子。内伤发热不退，莫如补中益气加附子，芪、草倍之，甘温除大热故也。腹胀，恐成中满，补中加附子、姜、桂、吴萸、青皮、麦芽、神曲、枳壳之类，随手用之；湿痰，加羌活、防风、茯苓，风能胜湿故也。去病之药，不可多服，恐泄真气，人无气不生。气常有余，血常不足，前药皆补血中之气，血无气不行，须用保元。独阴不生，独阳不长，保元者，保血之元气耳。

人禀天地之气，犹恐阳陷于阴分，常使胃气有春夏之令，故宜大升大举，使清阳发腠理，浊阴走五脏是也。盖人以血为主，胃乃生血之源，若元气不足，陷于阴分，则通身化为虚火，变异无常，人死莫知其故，何也？人天庭属阳，下体属阴，天庭一倒，其死即速者，上阳不生而阴气绝也。故天之阳气上升，即地之阴气不绝；人之阳气升举，即血之阳布于四肢，何病之有？倘阳一不升，则气凝涩，诸病生焉，圣人固不过升降浮沉之法耳。

虚损诸病，久之皆属脾虚，脾虚则肺先受之。肺病不能管摄一身，脾病则四肢不能为用。谨养脾气，惟以保元气为主。或前从疟、痢、吐、泻变症，总从脾胃治。则保元兼温脾，勿用血药。盖纵有杂症，火起不必去火，有痰不必治痰，宜参苓白术散加减。腹痛，加干姜；腰痛，益智、吴茱萸少许；小腹疼痛亦宜；胃不思食，加砂仁、木香；嗳气，神曲；腹胀，和中散加六君子。久病以温补为主，病急则缓治，攻则散离。书曰：大毒治病，十去一二；中毒治病，十去其五；无毒治病，十去八九。

慎斋先生内伤治法，凡邪火逆行，上乘脾位，用吴茱萸炒黄连者，以黄连泻火，归于其位，所以木沉则火降也。

凡内伤，清气下陷，阴火在上者，若用寒药则阳愈陷，火愈炽。火寻窍出，虚者受之，或目痛，或耳聋，或齿痛，从其虚而攻之也。

损病主治汤方门

保元汤

人参一钱　黄芪炙，一钱五分　甘草炙，一钱；生，三分　加煨姜三片　黑枣二枚，去核，水二茶钟，煎八分，空心服。

四君子汤

人参一钱　白术一钱五分　白茯苓一钱　甘草炙，八分

异功散　即四君加陈皮。

六君子汤

即四君加陈皮一钱　半夏汤泡五次，晒干，切片，一钱

补中益气汤

人参五分，补气之血　黄芪炙，一钱，补气中之气　甘

草炙，七分　当归三分　陈皮五分　白术七分　升麻二分　小柴胡三分

七味白术散

治中气亏损，津液短少，口舌干渴，或口舌生疮，不喜饮冷，或吐泻后口干，最宜服。

人参　白术　木香　甘草　藿香　白茯苓各五分　干葛一钱

四物汤

当归　川芎　白芍药　熟地黄

八物汤　一名八珍汤

即四君四物合

十全大补汤

即八珍加黄芪一钱　肉桂五分

和中散　治中寒腹痛，或寒泻清水，或饮食伤，嗳麸气，或久痢寒虚。

干姜三两炒黑，脾家药　肉桂一两五钱，肾家药　吴茱萸五钱，盐水炒过，肝家药

上为末，俱用苦烈好大酒，顿半热一杯，调下五分。

生脉散孙真人制

麦门冬五分，去心　五味子三分　人参一钱

升阳散火汤

甘草生，二钱，炙，三钱　防风二钱五分　柴胡八

钱　升麻　葛根　白芍　羌活　独活　人参已上各五钱

每服五钱，水三盏，煎至一盏，去渣热服，忌寒冷物及冷水月余。东垣云：阴覆其阳，火不能伸，宜汗之。《经》云“体若燔炭，汗出而散”者，是也。脉弦而数，此阴气也，风药升阳，以发火郁，则脉数峻退矣。凡治此证，脉数者，当用黄柏，少加川黄连、川柴胡、苍术、黄芪、甘草，更加升麻，得汗出则脉必下，乃火郁则达之也。

柴胡升阳汤　治男妇四肢发热，筋痹热，骨髓中阳发，因热如火燎，扪之烙手，四肢热者，属脾土，热伏地中，此病多因血虚而得也；亦有胃虚，过食冷物冰水，郁遏阳气于脾土之中，《经》曰：火郁则发之。

升麻　葛根　独活各三两　防风二钱五分　生甘草二钱　柴胡二钱　炙甘草二钱　人参五钱　白芍五钱

上㕮咀，每服半两，水二大盏，煎至一盏，去渣温服，忌食寒冷。

东垣火郁汤　治五心烦热，心火下陷，郁于脾土。

升麻　葛根　防风　柴胡根　炙草　白芍各五钱

上㕮咀，每服三钱，或四钱，水二大盏，入莲须葱白三寸，煎至一盏，去渣温服。

以上三方，宜于初发热之时，未服药之前，元气未伤，服之若神；若已经服过寒冷，已伤元气，火气亦馁者，服此反祸，于人无益也。盖虚损初时，可以发之，故劳证内以上三方不与焉。

痨瘵门题辞

石震

慎柔师所谓自下而上者，劳症多系水枯火燥，故特举其大凡，而内有命门真阳衰者，未尝不仍用壮火之法。惟真阳衰，故虚火旺，其源未尝不合。自在按脉识病者，临时之善别，而读书明理者，平日之善会耳。至险怪之症，于痨瘵乃备，既为一门之专牍，不可不竟其详。虽世人不恒犯而适有犯者，岂可无一法以待之？此先圣贤已创于前，而慎柔之婆心，固不厌繁委，次第以备全览。夫著书之难，古今通患。千虑一失，孰能无之，在学者谅其创始之苦心，而踵事增华，自所望高明君子耳。予与顾子，特仍其旧闻，稍加删润，未敢以意为补窜也。

慎柔五书卷之四
痨瘵第四

毗陵 石　震　瑞章父　订正
顾元交　虏尹父　编次

脉　法

痨瘵脉，酉、戌时洪盛，寅、卯时细弱者，阳气虚陷也。忌服苦寒，损其阳气，当以助阳之剂，复其寅卯之位，微加泻阴火而已。

若服寒凉，证虽大减，脉反加数者，阳郁也。

右脉大，用保元汤；左脉大，用六味汤。不减，若燥者，以瓜蒌、生甘草散润之。

久病咳嗽气喘，若脉洪数，不可即用补药。如服之，虚火一退，多令人痿倦不起。须先用独参汤以接其气，数日后，数脉渐退，方与调理为是。

总　论

夫痨者，劳也，非一端可尽。或苦心竭其心脾之神志，或酒色竭其肝肾之阴精，或久痢、久疟、伤寒、伤暑诸症，治之不当，损其气血，伤其脾胃，五脏干枯，燥而火起，以致发热，则金受克，大肠先结燥，而水之源先涸矣。宜见脉见症，用药果当，无不愈者。若初热未甚，继以治法之非，久之即成蒸病。蒸病者，如甑之蒸，热之极也。然使初病元气尚强，脉气尚旺，照古方用五蒸汤加减二十三蒸之法，亦无不验。治蒸法服之，病稍退，又当察症清心，参用痨病治方，不可造次。蒸病或十日、半月热极，致骨中血凝，便化为虫。张仲景立祛血之法，不使凝血化虫，䗪虫丸、百劳丸是也。倘治之不得其序，不能祛血，血化为虫，是时病人脉气尚冲，精神尚旺，犹可救也。如声哑、喉痛、寒热大作、脉细而数、不思饮食、精神视听俱不能支，皆属不治。又有火郁、痰凝、气滞、咳嗽、发热、气喘，葛先生保和汤、保真汤次序用之。火散痰开热退，总归八珍汤调理。又有吐红、咳嗽，脉虽数有神，不至于蒸蒸作虫者。脉洪、脉数，虚虚实实，通变在乎心灵矣。

骨蒸由气虚不能化血，血干则火自沸腾，内如针刺，骨热烦疼。或五心俱热，或两肋如火，或子、午相应，或昼微恶寒，而夜反大热，虽肾经所主，传变不常，蒸上则喘咳、痰血、唇焦、舌黑、耳鸣、目眩等症，蒸下则见梦遗、淋浊、泄泻、腰疼、脚疼等症，蒸中则见腹胀、胁痛、四肢倦怠等症。

不问阴病阳病，日久皆能传变。男子自肾传心、肺、肝、脾，女子自心传肺、肝、脾、肾。五脏复传六腑而死矣。有始终只传一经者，有专着心肾而不传者，大要以脉为证验。

凡气血劳倦不运，则凝滞疏漏，邪气得以相乘。又饮食劳倦所伤，则上焦不行，下脘不通，热蒸胸中而内热生矣。凡颈上有核，肠中有块，或当脐冰冷，或无力言动，皆痰涎结聚，气血凝滞之所致，故以开关启胃为先。盖关脉闭则气血干竭，胃气弱则药无由行。但阳虚不可偏用辛、香、丁、附之类，阴虚不可用苦寒，古方有开关定胃散，今亦难用，窃其意推之。

虫为气血凝滞瘀血化成，但平补气血为主，加以乌梅、青蒿、朱砂之类，而虫自亡矣。紫河车丹、紫河车丸、青蒿膏、蛤蚧散、天灵盖散选用，惟度其虚实为主。

凡体虚者，宜先用补法，扶其元气，然后用王道之药，佐以一二杀虫之剂，如化虫丸，使君子丸之类。或追虫后，而继以温补亦可，不然则虫去而元气亦散。

传尸之说，不必深泥，历观痨瘵，半因酒色之类，损伤心血，以致虚火妄动。医者不分阴阳用药，病者不思疾由自取，往往归咎前因，甚者疑及房室、器皿、坟墓及冤业、飞尸，递相传疰。古人亦云：痨瘵三十六种，惟阴德可以断之。不幸患此疾者，或入山林，或居静室，清心戒欲，专意保养，庶乎病可除根，不然，即服药不效。

痨虫须分五脏，常居肺间，正所谓膏之上、肓之下，针之不得，药之不行，只宜早灸膏肓、四花为佳。若蚀肺丝，则咯血、吐痰、声嘶、思食无厌。病患至此，未易疗治，当参究古法九虫及一十八种虫名之异，并紫庭取虫诸法。

昼热行阳二十五度，大抵柴胡饮子；夜热行阴二十五度，四顺饮子；平旦发热，热在行阳之分，肺气主之，故用白虎汤，以泻气中之火；日晡潮热，热在行阴之分，肾气主之，故用地骨皮散，以泻血中之火。

肝症发热，肉下骨上，寅、卯尤甚，泻青丸、人中白散；心症发热，在血脉，日中则甚，单泻心汤、导赤散、朱砂安神丸；脾症发热，在肌肉，遇夜尤甚，泻黄散、三白汤；肺症发热，在皮毛，日西则甚，泻白散，甚者凉膈散；肾症发热，在骨，亥、子尤甚，两手足心如火，滋肾丸。

尸注一症，予尝治之。先癸、亥夜二更，六神皆聚之时，灸腰眼穴七壮，然后用药。倘不能待，先用药亦可。注病亦似劳症，但两足无力，行则痿疲是也。其治法：六脉洪数，八物汤；脾肺不足，补中益气汤；睡不稳，归脾汤；不思食，六君子汤，随症推类。但煎剂中，须加忍冬叶三钱同煎，本草以其叶能治尸注也。

凡治痨症，或男或妇，若淫火不退者不治，不必治之。

骨蒸痨

夫骨蒸痨者，由积热附于骨而名也。亦曰传尸、殗殜、复连、无辜，其名不一。此病皆由脾胃亏损所致。其形羸瘦、泄利、肢体无力。传于肾，则盗汗不止，腰膝痛，梦鬼交侵，小便赤黄；传于心，则心神怯悸，喜怒不时，颊唇赤色，乍热乍寒；传于肺，则胸满短气，咳嗽吐痰，皮肤甲错；传于肝，则两目昏暗，胁下妨痛，闭户忿怒，五脏既病，则难治疗。立斋云：前症多因经行胎产，或饮食七情而伤脾胃之所致，又或病后失于调摄而成也。

东垣云：发热之症，肺热者，轻手乃得，微按全无，日西尤甚。其症咳嗽、寒热，轻者用泻白散，重者凉膈散、白虎汤、地骨皮散；心热者，微按之皮肤之下，肌肉之上，在血脉也，日中大甚，其症心烦心痛，掌中热而哕，用黄连泻心汤、导赤散、朱砂安神丸。脾热者，轻手扪之不热，重手按至筋骨又不热，不轻不重，在轻重之间，在肌肉也，遇夜尤甚，其症怠惰嗜卧，四肢不收，无气以动，用泻黄散。肝热者，按之肌肉之下，至骨之上，寅卯时为甚，其症四肢满闷，便难转筋，多怒，多惊，筋痿不能起于床，用泻青柴胡汤饮。肾热者，按至骨分，其热蒸手，其症骨酥如虫蚀，困热不能起于床，用滋阴丸，此治实热之法也。

薛立斋谓：肺经虚热者，用人参补肺汤；脾虚不能生肺者，用六君子汤；脾热移于肺者，用三黄丸；心经虚热者，用补心汤；命门火衰不能生土者，用八味丸；肝虚不能生心者，用补肝散；肾克心者，用附子理中汤；脾经虚热者，用人参黄芪散；土克水者，用承气汤；肾虚不能培肝者，俱用六味丸。

血风痨

血风痨症，因气血素虚，或产后劳伤，外邪所乘，或内有宿冷，以致腹中疼痛，四肢酸倦，发热自汗，及妇人月水不调，面黄肌瘦，当调肝脾气血为主。

东垣云：喜怒不节，起居不时，有所劳伤，皆损其气，气衰则火旺，火旺则乘其脾土。脾主四肢，故困热懒言，动作喘乏，表热自汗，心烦不安。当病之时，宜安静存养，以甘寒泻其热气，以酸味收其散气，以甘温补其中气。《经》言：劳者温之，损者温之。《要略》云：平人脉大为劳，以黄芪建中汤治之。

冷　劳

冷劳者，气血不足，脏腑虚寒，以致脐下冷痛，手足时寒，妇人月水失常，饮食不消，或时呕吐，恶寒发热，骨节酸痛，肌肤羸瘦，面色痿黄也。

立斋曰：前症有内外真寒，有内外真热，亦有内真热而外假寒，有内真寒而外假热。若饮食难化，大便不实，肠鸣腰痛，饮食畏寒，手足逆冷，面黄呕吐，恶见风寒，此内外真寒之症也，宜用附子理中汤以回阳，八味地黄丸以壮火。若饮食如常，大便坚实，胸腹痞胀，饮食喜冷，手足烦热，面赤呕吐，不畏风寒，此内外真热之症也，宜用黄连解毒汤以滋阴，六味丸以壮水。若饮食如常，大便坚实，胸腹痞胀，而饮食喜寒，手足逆冷，面黄呕吐，畏见风寒，此内真热而外假寒也，亦用解毒汤、六味丸，而宜于热服。若饮食少思，大便不实，吞酸嗳气，而手足烦热，面赤呕吐，不畏风寒，此内真寒而外假热也，亦用附子理中及八味丸，而不妨温饮。《经》曰：益火之原，以消阴翳；壮水之主，以制阳光。使不知真水火之不足，泛以寒热药投之，则旧疾不去，新病复生矣。火之源者，阳气之根，即心是也；水之主者，阴气之根，即肾是也。非谓火为心，原为肝，水为肾，主为肺也。或者亦以命门为火原，未为非是，故用八味丸以益命门耳！

热　痨

热劳由心肺壅热，伤于气血，以致心神烦躁，颊赤头疼，眼涩唇干，口舌生疮，神思昏倦，四肢壮热，饮食无味，肢体酸痛，怔忡盗汗，肌肤作疼，或寒热往来，当审其所因，调补气血，其症自减。

立斋云：前症乃壮火食气，煎熬真阴所致也。王太仆云：如大寒而甚，热之不热，是无火也，当治其心；大热而甚，寒之不寒，是无水也，当助其肾。心盛则生热，肾盛则生寒。然心虚则热收于内，肾虚则寒动于中。窃谓前症，若肝脾血虚，四物、参、术；肝脾郁怒，小柴胡合四物；脾胃气虚，补中益气汤；肝经血虚，加味逍遥散；肝经风热，小柴胡汤；心经血虚，加味四物汤。午前热，属气分，清心莲子饮；午后热，属血分，四物、参、术、丹皮。热从左边起，肝火也，实则四物、龙胆、山栀，虚则四物、参、术、黄芪；热从脐下起，阴火也，四物、参、术、酒拌炒黑黄柏、知母、五味、麦冬、肉桂，如不应，急用加减八味丸。不时面热，或无定处，或从脚心起，此无根虚火也，用加减八味丸及十全大补加麦冬、五味子主之。已上多出自立斋《妇人良方》帙中，但男女五脏相同，间有少异，其为劳则一也。

痨瘵各症论

夫骨蒸殗殜半卧半起之谓，复连内传五脏之谓尸疰、劳疰、虫疰、热疰，冷疰、食疰、鬼疰。疰者，注也。自上注下，与前人相似，故曰疰。其变有二十二种，或三十六种，或九十八种，令人沉沉默默，寒热盗汗，梦与鬼交，遗泄白浊，或腹中有块，或脑后两边有结核，咳嗽脓血，下痢羸瘦，死而传疰，甚至灭门。更有蜚尸、遁尸、寒尸、丧尸、尸疰，谓之五尸。人为其疰者，不自知所苦，虽有狸骨、獭肝、天灵盖等方，未尝效也。惟崔氏灸法，早用有济。

若寒热自汗，面白目干，口苦神昏，善恐不能独卧，传在肝也。若寒热面黑，鼻燥善忘，大便秘泻，口舌生疮，传在心也。若寒热面青，唇黄，舌本硬强，言语不出，饮食无味，羸瘦吐涎，传在脾也。若寒热面赤鼻白，干燥毛折，咯嗽喘急，吐涎脓血，传在肺也。若寒热面黄耳焦，脚胻酸痛，小便白浊遗沥，腹痛，传在肾也。已上陈临川先生，未有治法。

立斋云：前症诚然有之，故葛仙翁用獭肝一具，阴干，杵末，水下方寸匕，日三服，未愈再服。宋宣和间，一法师善考讯鬼怪，时一妇以疾投状，既而如有鬼祟所附，曰：非我为患，乃病人命自衰耳。渠今已成虫食肺，故令吐血、声嘶。又屡讯彼所畏何物，云以獭爪为末，酒服之则去矣。患家如其言则愈。獭爪即獭肝之类欤？玄洙云：虫瘵多有互相传染，甚至绝户，此乃冤业相缠及风水所致，虽有符文法水下虫之方，虫去而人亦亡。但能平素保养，或可希免。《救生微旨》云：益气补肺，益精补肾，皆资其化源也。盖人之精血常不足，加之数夺其真，资化失常，则胃气不固，精气滑脱，不能上接阳气，故头重，或气弱食少，元气下陷，脉微外散欲绝而虚洪，或见损脉，总属元气不足，非有外感贼邪之证也。

立斋尝治一妇，素勤苦，因丧子肺病，饮食少思脾病，忽吐血甚多心病而自止，此后每劳则吐数口。瘵症已具，形体甚倦。午前以补中益气汤滋其脾肺，午后以归脾汤养其心脾，送地黄丸滋肾而愈。

又一女子患前症，反其唇，视有白点，此虫蚀肺也。余曰：急寻獭肝治之。不相信，果咯脓而殁。后闻其兄弟三人皆夭于此症。大凡久嗽，当视其两唇，若上唇有点，虫蚀上部，下唇有点，虫蚀下部。

尸 厥

夫飞尸者，游走皮肤，穿行脏腑，每发刺痛，变作无常。遁尸者，附骨入肉，攻通血脉，见尸丧、闻哀哭便发。风尸者，淫濯四肢，痛而昏沉，遇风雪便发。沉尸者，缠骨结脏，内肿心胁，发则绞痛，遇寒冷便发。注尸者，举身沉重，精神错杂，时觉昏愦，每至节气便发。已上并宜苏合香丸治之。

按丹溪云：凡人手足逆冷，肤粟，头面青黑，精神恍惚，或错言妄语，或牙关紧急，或昏寐仆倒，吊死问丧，入庙登墓，多有此病，先以苏合香丸灌之，次服调气散、平胃散。《玉机微义》云：卒厥、飞尸、客忤、鬼击口噤，用麻黄汤。寒厥，表热里寒，则下利清谷，食下则吐，脉沉，手足冷，用四逆汤。热厥，腹满身重难转，面垢，谵语，遗溺，手足冷，自汗，脉沉滑，用白虎汤。若人身忽然不动，目闭口噤，恶闻声响，眩冒，顷时方寤，此由出汗过多，气并于血，阳独上而不下，气壅塞而不行耳。气过血还，阴阳复通，移时方寤，名曰郁冒，亦名血厥，宜白薇汤、仓公散。

人病尸厥，呼之不应者死。脉当大，反小者死。

锦衣杨永兴举家避眚，有仆沉醉失避者，既而神思昏昧，遍身青伤，煎金银藤汤灌之即愈。

一妇人忽昏愦发谵语，两脚踝膝、臀处皆青肿，痛不可忍，口称苦楚，次日方苏，痛尚不止，用金银藤两许，水煎服即愈。

一妇人入古冢，患前症，以紫金锭灌之，即苏。

劳症主治汤方门

人参养荣汤 治男子血虚，有汗潮热。

人参 白术 茯苓 甘草 川归 黄芪 肉桂 陈皮 远志 熟地 五味子 姜、水煎。

补中益气汤 治气虚，有汗，潮热。见虚损门。

茯苓补心汤 治血虚，无汗，潮热。

人参 茯苓 陈皮 桔梗 枳壳 前胡 川芎 地黄 川归 白芍 甘草 半夏 紫苏 干葛

姜、枣，水煎。

人参清肌散 治气虚，无汗，潮热。

人参 白术 茯苓 赤芍 当归 柴胡 葛根 甘草 半夏曲

姜、枣煎。

八物汤 治女子血虚，有汗，潮热。见虚损门。

人参柴胡散 治气虚，无汗，潮热。

白术 葛根 半夏 柴胡 白茯 人参 赤芍 当归 甘草

姜、枣煎。

逍遥散 治气血两虚，无汗，潮热。

白术 茯苓 甘草 白芍 归身 柴胡

姜、枣煎。

人参五味子散 治咳嗽，咯血。

人参 五味子 桑白皮 白术 黄芪 白茯苓 地骨皮 熟地 柴胡 归身 前胡 陈皮 甘草 枳壳 桔梗

渴加乌梅半个；热加青蒿、知母。

葛氏保和汤 治吐血后咳嗽。

知母 贝母 天冬 麦冬 款冬花 天花粉 苡仁 杏仁 五味子 甘草 兜铃 紫菀 百合 桔梗 阿胶 当归 生地 紫苏 薄荷

姜煎，入饴糖一匙，日三服。血盛，加蒲黄、茜根、藕节、大蓟、小蓟、茅花。痰，加南星、半夏、橘红、茯苓，枳壳、枳实、瓜蒌仁。喘盛，加桑白皮、陈皮、大腹皮、莱菔子、葶苈子、苏子。热盛，加山栀、黄连、黄柏、连翘。风盛，加防风、荆芥穗、金沸草、甘菊、细辛、香附。寒盛，加人参、芍药、桂枝、五味子、白蜡。

五蒸汤 治骨蒸。

人参 黄芩 知母 地黄 葛根 煅石膏 粳米 麦冬 甘草

浮小麦一撮水煎。

二十四种蒸病用药法。已下方法，俱从五蒸汤见症加减。

所谓劳蒸者，毛折发焦，肌肤甲错，其蒸在皮。又症舌白唾血，加石膏、桑白皮。

外热内寒，身振肉瞤，其蒸在肉。又症食无味而呕，烦躁不安，加芍药。

发焦，鼻衄，或复尿血，其蒸在血，加生地、当归、童子小便。

身热烦躁，痛如针刺，其蒸在脉。又症唾白，浪语，脉络乱，缓急不调，加生地、当归、童便。

爪甲焦枯，眼黑胁痛，其蒸在髓。又症髓沸骨中热。加天门冬、当归、生地。

头眩，热闷，涎浊，眵泪，其蒸在脑，加生地、防风。

男子失精，女子白淫，其蒸在玉房，加知母、黄柏、当归、芍药。

乍寒乍热，中脘烦闷，其蒸在三焦，加竹叶、石膏。

小便赤黄，凝浊如胶，其蒸在膀胱。又症右耳焦，加泽泻、滑石。

大便秘泄，腹中雷鸣，其蒸在小腹。又症下唇焦，加赤茯、木通、生地。

大腹隐痛，口舌干疼，其蒸在大肠。又症右鼻孔干痛，加大黄、芒硝。

口鼻干燥，腹胀自汗，睡卧不安，其蒸在胃。又症舌下痛，加石膏、粳米、大黄、芒硝、干葛。

口苦耳聋，两胁下痛，其蒸在胆。又症眼色白，加柴胡、瓜蒌。

里急后重，肛门闭涩，其蒸在广肠。加缺。

小腹疞痛，筋脉纵缓，阴器自强，其蒸在宗筋。加缺。

眩晕下泪，躁怒不常，其蒸在肝。又症眼黑，加川芎、当归、前胡。

舌黑气短，烦闷洒洒，其蒸在心。又症舌干，加黄连、生地、当归。

唇干口疮，胸腹胀闷，畏寒不食，其蒸在脾，加芍药、木瓜、苦参。

咳嗽喘满，咯痰吐血，声嘶音哑，其蒸在肺。又症鼻干，加天冬，桔梗、紫菀、乌梅肉。

耳轮焦枯，脚气酸痛，其蒸在肾，加生地、石膏、知母、寒水石、藁本。

情想不宁，精物时下，其蒸在右肾。加缺。

心膈噎塞，攻击疼痛，俯仰烦冤，其蒸在膈。加缺。

上气喘促，鼻干，身热不安，其蒸在气，加人参、黄芩、栀子。

以上共二十三种加减，系立斋先生引《医林集》。

胞蒸，小便赤，用泽泻、茯苓、生地、沉香、滑石。

膀胱蒸，右耳焦。用泽泻、滑石。

骨蒸，齿黑腹痛，足胫瘦，用鳖甲、地骨皮、丹皮、当归、生地。

臀蒸，腿细，肢肿，腑脏俱热，用石膏、滑石。

肤蒸，肌肉热，用牡丹皮。实热，加黄芩、黄连、黄柏、大黄。虚热，加乌梅、柴胡、蛤蚧、青蒿、鳖甲、丹皮。以上出《体仁汇编》。

薛立斋云：凡此诸症，虚劳热病，食肉与油腻、房劳、饮酒而成者，久蒸不除，变为痟症即死。亦有疟久不愈，以致咳嗽失治，渐成骨蒸劳瘵，当推标本而治之。

按：薛立斋言，蒸病二十四种，止简得二十三种，《体仁汇编》言蒸病亦二十三种，且蒸病各异，各蒸下注症，或有或无。可见病之险难，人罕师传，所以阙漏无凭，前后不一，俟博观者补之。

海藏云：以上诸蒸，或脏病，或腑病，或腑脏俱病，脉络气血，交经相属，用药皆当合而用之。君臣佐使，上下奇偶，表里虚实，逆从通塞，汗下补吐，咸在其中。

凡蒸病不已，骨节间阴有干血，用行血丸。

大黄䗪虫丸 一切劳伤，内有干血，肌肤甲错，两目黯黑，缓中补虚，大黄䗪虫丸主之。

大黄十分，蒸 黄芩二两 甘草三两 桃仁一升 杏仁一升 芍药四两 干地黄十两 干漆一两 虻虫一升 水蛭百枚 蛴螬一升 䗪虫半升

炼蜜丸小豆大。酒饮服五丸，日三服。

仲景百劳丸 治一切劳瘵积滞，未经药坏症者。

当归炒 乳香 没药各一钱 虻虫十四个，去翅足 人参二钱 大黄四钱 水蛭十四个，炒 桃仁十四粒，去皮尖

蜜丸桐子大，都作一服，可百丸，五更用百劳水下，取恶物为度，服白粥十日。百劳水者，杓扬百遍，即甘澜水也。

立斋先生止述獭爪治虫，不及言古治虫之方，今具于此，有心者究焉。

五凤丸 肝痨热，生长虫，在肝，令人恐畏不安，眼中赤壅，治以五凤丸。

乌鸡卵去黄，五枚 吴茱萸东行根，三升 黄蜡三两 干漆四两 粳米粉半升

同入锅内，火炼至可丸，即丸如小豆大。隔宿不

食，清晨米饮下百二十丸，小儿五十丸，虫即烂尽。

雷公丸 心痨热，有虫长尺余，名蛊虫，贯心即死，治以雷公丸。

雷丸五枚 陈皮 桃仁各一两一钱五分 贯众 芜荑 青葙子 干漆各一两 乱发一团 僵蚕十四枚

为末，蜜丸小豆大。每二十丸，空心温酒下。

茱萸根汤 脾痨热，内有白虫在脾，令人好呕，而胸中咳吐不出，治以茱萸根汤。

茱萸东行根，一钱 火麻子八钱 陈皮一两五钱

水煎服，或下虫，或下黄汁。凡合此药，禁声勿语方验。

五膈下气丸 肺痨热，瘦损，有虫在肺，令人咳逆气喘，所谓忧忿气膈寒热，皆膏肓之疾，针灸不到，治以五膈下气丸。

麦冬五两 蜀椒一两 远志 防风 细辛 生姜 甘草各五钱 百部 人参 白术 黄芪各七钱五分 桂心二钱五分 杏仁二十四粒

为末，蜜丸弹子大。每服一丸，徐徐含化，忌生冷肥腻。

千金散 肾痨热，蛲虫生肾中，令人四肢肿急，治以千金散。

贯众三两 干漆二两 芜荑 胡粉 槐白皮各一

两　吴茱五十粒　杏仁四十五粒

为末，平旦井水调服方寸匕，渐加，病瘥即止。

传尸痨虫一十八种。

传尸自上注下，病与前人相似，故又曰注。化精血归于元阳之内，变幻种类，最多古怪。

第一代，虫如婴儿，或如鬼，或如蛤蟆，遇丙丁日食起，醉归心俞。

第二代，虫如乱发，或如守宫，或如蜈蚣，或如虾，遇庚辛日食起，醉归肺俞。

第三代，虫如蚊如蚁，或如蜣螂，或如刺猬，遇庚辛日食起，醉归厥阴。

第四代，虫如乱丝，或如猪肝，或如蚯蚓、如蛇，遇戊已日食起，醉归脾俞。

第五代，虫如鳖、龟，或有头无足，有足无头，或如鼠，或如精血，遇甲乙日食起，醉归肝俞。

第六代，虫如乌尾，有两条，一雌一雄，或如鳖，有头足尾，或如烂面，或长或短，遇丑亥日食起，醉归肾俞。

古又有九虫：一曰伏虫，长四寸许，为诸虫之长；二曰蛔虫，长尺许，贯心即杀人；三曰白虫，长一寸，母子相生，其形转大而长，亦能杀人；四曰肉虫，状如烂杏，令人心烦满闷；五曰肺虫，其状如蚕，令人咳嗽；六曰蛔虫，状如蛤蟆，令人呕吐呃逆，喜呕哕，嘈杂，爱食泥炭、生米、茶、盐、姜、椒等物；七曰膈虫，如瓜瓣，令人多唾；八曰赤虫，状如生肉，令人肠鸣；九曰蛲虫，状如菜虫，形至细微，居广肠，多则为痔，剧则为癞。痈疽疥癣，多虫之为害。

大抵诸虫，皆因饮食不节，或饥饱失宜，或过餐腥脍炙煿，或鳖、苋同食，以致中脘气血不运而成积，积久成热，湿热熏蒸，与瘀血凝结，随五行之气变化，而为诸般奇怪之形，若腐草为萤是也。

凡虫症，眼眶上下青黑，面色痿黄，脸上有几条血丝，如蟹爪分明，饮食不进，肌肉不生，沉重寒热，若不早治，相生不已，贯心杀人。

又有山涧蛇虺、水蛭遗精，误饮其水，或草木果实虫聚，误食以致心腹刺痛，或引腰胁，时作时止，诸药不效，乃虫症也。**雄砂丸**主之。

鹤虱草　芜荑　干漆　僵蚕各三钱　贯仲　酸石榴皮各五钱　朱砂　雄黄　雷丸　甘遂各一钱半

为末，米粉煮糊为丸，麻子大。每十丸，五更时粥饮下。善杀诸虫，或加麝香少许尤妙。

又方，单雄黄末，酒调下亦可。

凡取痨虫，依五脏方选用，必俟其大醉日，方可取之。取后随补各脏。如取脾虫后则补脾，取肾虫后则补肾。若病甚者，不分脏腑，只用追病丹以断其根。又有轻者，用鳗鱼煮食，或紫河车。单阳虚者，金液丹最妙。

取虫法：先令病家以皮纸糊一密室，不留罅隙，择一老成人过递，以安息香水洒其过递之人身，以雄黄、雌黄涂耳、目、口、鼻上。备铁钳一把，布巾一幅，用香油二斤，入锅微煎令沸。仍用高桶一只，置石灰在内，生布巾盖桶口。俟月初虫头向上，却服取虫药，五更初一服，五更三点时一服。服后腹中疼痛，如刀斧劈，总不妨也。至巳时，必须下虫，或取臭秽如胶漆，或吐泻脓血癥块，皆于灰桶中。其虫或从汗出，如紫蚕苗状。或从耳、鼻、口中出，或小便出，怪形不一，或青黑，或黄红。大者急用铁钳取入油中煎，当日将油纸裹虫入瓦罐内，石灰填实，埋于深山远僻处，以杜传染。其患人衣被席床，尽皆弃之。医者付药远避。其取下虫色白者，食脏腑脂膏，可三十日服药补之。色黄赤者，食血肉，可六十日服药补之。色紫黑者，食精髓，病传至肾，可谓极矣。冀其万一，或为子孙除患则可。又虫白头者亦难治，此危氏说也。丹溪云：不必深泥。

追虫方

紫河车丸

河车一具，焙干　龙胆草　甘草各二钱　鳖甲五钱　桔

梗　胡黄连　大黄　苦参　黄柏　知母　贝母　败鼓皮　人中白各二钱半　犀角　莪术　芒硝各一钱半　辰砂一两

为末，蜜丸梧子大，辰砂末为衣。每服念丸至三十丸。腹热食前温酒下，膈热食后温酒下。传尸痨瘵俱可愈，其余劳怯，一月平复。

天灵盖散

天灵盖二指大　槟榔五个　麝香　阿魏　甘遂　安息香各三钱　朱砂一钱

为末，每服三钱。用薤白、葱白各十四茎，青蒿二把，甘草、桃枝、柳枝各五寸，桑白皮，石榴根皮各一片，以童便四大碗，于磁器内文武火煎至一碗，去渣，分作三盏，调前药末，五更初服。男患女煎，女患男煎。服药后如觉欲吐，即用白梅含之，五更尽，须下虫及恶物、黄水黑粪。如未下，良久又进一服，天明更进一服。如泻不止，用龙骨、黄连等分为末，白水调下，及白梅粥补之。

白薇汤

白薇　当归各一两　人参　甘草

每服五钱，水煎。

仓公散　治卒中鬼击，心腹如刺，下血不省，及卧魇啮脚指不觉，并诸毒等症。

皂荚　藜芦　雄黄研　矾煅研，各等分

每用少许，吹入鼻中，未嚏再吹，以得嚏为度。

内鼻散　治尸厥脉动乱而若死。

用石菖蒲末吹鼻中，仍以桂末安于舌上，苏合香丸亦可。

硫黄散　治尸厥不省，四肢逆冷，腹中如雷鸣，或痰气不降。

焰硝半两　硫黄一两

各为细末，每服三分，酒调灌之，良久再服即苏。

医案题辞

石震

夫医病者，无一定之治，然不可无一定之学。譬如同一病也，有主于扶阳之说者，以扶阳之法治之，而其病愈；有主于滋阴之说者，以滋阴之法治之，而其病亦愈。盖学识既定，殊途同归。《内经》云：医之治病也，一病而治各不同。亦此意也。乃浅夫窥其一隅，遂欲执此非彼，岂穷本达源之论乎？今按慎柔之医案，合之慎柔之学，若左券焉，因无所不验也。若欲执慎柔之医，以概天下之医，则予岂敢？至欲执天下之医，以非慎柔之医，则此书既付梨枣，公之海内，传之千百世，其间自有识者定论，予不必赘。夫慎柔往矣，慎柔之书烬矣，今复不能终秘而炳诸日星，此亦有天也，非人也，予又何功焉？

慎柔五书
卷之五
医案第五

毗陵 石 震 瑞章父 订正
顾元交 專尹父 编次

风 例

金坛孝廉蔡长卿令堂，年六十余。六脉俱数八至，按之中沉则滑而实，惟肝、肾二脉洪大而虚。《经》曰：数则为热，滑则气有余而血不足。外证则唇欠目劄，手搐身摇，面色红白不时，遍身热火攻刺，自言心中昏闷，四肢浮肿硬坚，此皆风火摇动之象，阴虚阳亢之症。正经所谓“热胜则肿，风胜则动”也。宜滋阴抑阳，用四物汤以养血为君，加山药以扶中气为臣，佐山萸以助阴养肝，使黑柏二分以引经，陈皮理胃气为俾佐。服二剂，诊之，数脉退去一至。又服四剂，又退一至，而昔日之虚洪，稍收歛有神矣。外证四肢肿硬渐平，攻刺亦无，心中不言昏闷。又四剂，前之硬滑，俱已空软，数亦更减，然真阳未复，邪火未尽退也。以六味丸料四两作一剂，顿服之。肾经洪大脉全歛而火退矣。复因夜间取凉太过，至下午觉身寒，唇昏紫黑，此邪火退而阴阳俱虚，急用人参三钱，白术一钱，甘草三分，白茯二钱，当归二钱，附子一钱八分，官桂二分。服之一茶盏，觉身中大热，口干，时索水饮，发热，此正气虚不相和合，降不下故也。至更复诊之，六脉俱细急短数，略无和气，予甚危之。至明日再诊，则有神气，尚有六至余，此阴阳未全克复，元气未充耳。教以朝服六味一钱五分，日服补中汤，数十剂而愈。

刘某夫人年及三十，禀体元弱。未病十日前，身如舟中行，后忽遍身痛，脐下痛，牙关紧不言，目瞪汗出，大小便不通，身热。延予视之，诊其脉俱浮细，来往不定，一息十余至，重按则无。退而思之，外证皆属阳虚，脉又无神，脐下痛甚，目瞪至死而醒。阳和之气欲脱，而胃气虚，升降失司，故大小便不通。且东垣云：里虚则急。以此思之，则内外俱虚，宜先建中，将四君去茯苓，加归、芪各二钱，熟附二分，午时服一贴，遍身痛稍缓而小便溺矣。申时又进前剂，汗止，遍身痛已，大便亦通，但脐下痛不减，及两胁痛。此阳虚也，寒甚也。又加附子五分，脐痛止矣。但大便了而不了，有欲出不出之状，正东垣所谓血虚，加当归身，一贴而愈。

李子才，年四十余。素性暴，忽因怒卒晕倒，脉浮中无沉，按数六至，此阳虚陷入阴中之证，以补中益气加六味丸料少许，四贴而愈。

一少年，忽不思食，恶心，偶逢文期，强作文一日，晚即头晕作呕。余脉之，二寸洪缓，以为劳碌而动心火，遂以加味逍遥散二剂，呕不受，病亦不减。其年正、二、三、四月淫雨，此湿胜而然也。以太无神术散一剂，即不呕恶，第头晕未除，二寸脉尤如故，其脉状有焰焰欲发之意。用前剂加紫苏、防风取微汗。头晕除，脉亦退，第不思食耳，六君子一剂，饮食如常。

周近庵令爱，年十九。左耳下红肿，发热作痛。脉之，六部俱数，八至无神，且素弱，经水不调。予曰：此运气病也。以小柴胡合四物加牛蒡子，内黄芩，用酒炒，四剂而愈。

近庵令子室，年二十余。两耳下俱红肿，痛甚发热，其状可畏。医者以大黄行数次，又用敷药，反觉坐卧不安，亦运气病也。诊之六脉俱细数少力，恶心不食。先以人参败毒散一剂以发之，又用甘桔加牛蒡、射干、陈皮、半夏含漱之，次将小柴胡汤加牛蒡，六剂而肿消。饮食尤未贪，异功散加牛蒡，四、五剂，脾胃健而全愈。

马山徐云所，六月受热受劳，又饮酒，忽上膈不宽如刺痛，头重且晕。自以过食，曾以指探吐，就枕不得，惟坐而已。予诊之，二寸俱洪缓有力，关尺俱弱带弦，此湿热上干清阳之分，故头晕重，胸膈痛。此时症耳，用平胃加半夏、黄芩、紫苏、木香，取微汗，此症即退，就枕平复。

疟　　例

淮安客，年三旬外，季夏患瘅疟，单热不寒，连日发于午后，热躁谵语，至次日天明才退。数日后，忽腹痛，昼夜无间，勺水不进，呼号欲绝，遇疟发时，即厥去。延医治之，投药皆不效。求余诊，脉弦细而濡。余谓：弦细为虚为暑，而濡为湿。盖暑邪为疟，湿热乘虚内陷而腹痛。用酒炒白芍、炙草五分，水煎，调下天水散五钱。服后腹痛如失，次日疟亦不发。

痢　　例

甲辰闰九月间，天气寒热不时，痢者甚众。予四弟永穆，年二十七岁，忽患痢下红，腹痛后重，已三日矣。来取药，付以芍药汤一贴，香连丸二服。不止，反增心口如刀劙，当脐腹痛，肛门痛亦剧，声撼四邻，自分必死，告母决别，因整囊往乡视之。昼夜不得卧，次数难定，日下红血一桶，痛不可忍，发热流汗不食。脉之，六部俱豁大，浮中沉无力，四至。予曰：虽痛，虽发热，脉无力，已虚寒矣。古人云：脱血益气。此证正宜，遂用异功散加升麻三分、木香五分、炒干姜五分。一剂，去后觉疏，痛亦可忍。至五更，腹痛如前。予曰：此药力尽也。急煎一剂与之，比前愈疏，痛亦减七八，即酣睡至日中方醒，云不甚好过。予又曰：此药止能支持一觉，再煎与之，遂安寝至晓，心腹痛止，后重亦可，还服前剂而愈。一二日后，因吃鸡肉，仍前腹痛、肛肿，秽下不止。第三日，病势笃极，复报予。诊之，脉三至余，浮无沉，按之则大，脾命脉微，与补中益气汤不应。此虚脱之甚，加御米壳一钱，亦不应，下如洞泄，流汗发躁，尺脉渐欲收短，予亦慌，急令人二更后往城取参，至早归，补中益气加人参二钱服之，下咽觉愦，此正气欲复，邪气欲退也。顷之，精神顿增，痢稍缓。恐再作，又一剂。下注、昏愦、发热、躁诸症渐缓，脉亦有神，短脉退。寻思久之，古人云：久泻久痢，汤剂不如丸、散。即合参苓白术散与服，觉疏下，至下午复躁。予再脉之，左尺洪如火射状，此阴虚火动之象。与加减八味丸五六十丸，精神觉爽。顷之，又下八九十丸，睡至天明，病去十七。方信立斋师加减八味丸治水涸之症。即令朝暮服此丸，复合参苓白术散，渐愈。复劳，觉小便痛，想动色事故耳，服以逍遥散、门冬、五味子而平。

王春元二令郎，年甫七岁。久患赤痢，消导削积之剂已服过多，后转下白如涕，浑无粪。诊之，浮中沉六脉俱虚无神，三五不调；外症手足俱冷且硬，面浮，齿白，懒语，此阳气虚寒之症。宜温补脾胃以生肺金，用补中益气加炮姜、官桂各二分。其间人参止用三分，且陈腐不堪。服四剂，手足略软，言语亦健，第未温耳，其下白仍不减，亦虚寒滑脱危症，宜补、宜涩、宜温，复用前药加好参五分、大附二分半、御米壳一分。服一剂，则足已温，大便即有粪，白退十八，自兹手足俱温软，泄白全止，还服前方，去御米壳、附子二味。予归，嘱以如身中已温暖，姜、桂亦去，后服参苓白术散以培中气。使来岁乙巳厥阴风木之气不能制，饮食尤宜慎之。

伤 例

予友薛理还仆，速行忍饥，又相殴脱力。时五月初，遂发热谵语，友以补中益气及五苓数剂不效。延予诊之，六脉俱无，乍有则甚细。其外症则面赤、谵语、口碎。一友曰：阳症见阴脉，证在死例。予曰：当以阳虚从脉舍症治之，遂下附子理中汤，冷服二贴，脉稍见；四贴则脉有神而口碎愈矣；六贴则脉如常，但谵语未已。予曰：脉气已完复，而谵语不休者，胃有燥粪，宜以胆导导之。果下燥结，谵语遂平。

马见源，精神素弱，且劳甚，饿时吃冷肉一块，遂不快，发热谵语作狂，乃饮食劳倦之证。乡医先汗一次，不退，又下三四次，便倦怠昏沉，不思饮食，吐痰，昼夜不寝。下多亡阴，中气大虚之故。迎余诊，六脉俱有四至，洪缓无力。□□□□□□□□ 至半夜，反加吐痰不已。起复诊之，六脉俱细，此邪气已去，真阴欲还，阳虚发躁之象。急用六君加姜、桂各三分，服即成寝，至明午方唤醒之。又一剂，欲睡不醒，精神反觉懒怠。邪气尽退，而正气将复矣。至下午，吃米汤一锺，口知谷味，再用补中加干姜、桂、门冬、五味而瘳。

脾 胃 例

孝廉王于盤父，年六十余。六脉俱弦牢，右三关浮中沉甚豁大，左三略差。外证晚则作饱，且大便不利。此土受木制，脾胃不输津液，中气亏损之候也。宜补脾胃、生肺金，乃用补中益气汤加官桂，以削木之克制，炮干姜以温脾胃、撤沉寒，山药、山萸佐当归养阴血，麦冬、五味骤收肺金以生新水。服二剂，觉胸中稍宽，身中反有眩意，此正气欲复，而邪渐退，故瞑眩耳。又服数剂，复诊之，则牢弦已去，第二尺俱洪，此真阴真阳并虚，当平补之，用八珍，晚服六味丸，大肠渐润，再数剂全愈。

丘生，年十八岁。正月间，过食曲饼汤面，遂不快，发热，头痛。邀予诊之，脉略紧，中沉洪滑。曰：当先除去风寒，以九味羌活汤一帖，寒热头痛悉失，但不宽快耳。予适他去，彼延别医，用柴平汤一帖，病不减。晚归诊之，脉洪汗出，而腹痛甚，不可按。以玄明粉泡汤下导滞丸二钱，其痛减半，尚有胀，再用前丸一剂，而饱胀如脱，但腹痛耳，复增疟状。予又诊之，六脉俱细弦，此脾土受木乘，又被伐之过，宜用温补，以理中汤二剂，肚痛除。又以过食复饱，诊之弦细如前，仍以前汤，但温脾胃而食自消，诸症去。

汤如玉母，怀七月而生，后每大便甚艰，须二三时方安，百治不效。予谓属肺肠气虚，不能吹送，欲来不来，乃脾虚也。脾主信，欲来不来，无信也。当补脾肺，使各施其令，而吹嘘之气自如，调理果数月而愈。

一妇年五旬，二寸浮洪，二尺小，右关弦，不思食，头眩。余曰：二寸浮洪，病主头眩，亦主上膈不清。此阳气虚而越上，不能归根复元，以致丹田气虚寒，不能温养脾胃，是以右关脉弦，饮食不消而少餐也。理宜敛阳气归于下焦丹田之内，下焦温暖，脾胃自健，水谷自化矣。用桂制白芍六分，五味子二分，白茯一钱，紫苏五分，黑姜三分，人参五分，杜仲一钱，破故纸五分，炙草四分，汤泡半夏一钱，加煨姜，十余剂而愈。

蒋怀劬，年六十。素吐白沫，已数十年矣。忽喉中有噎意，以白予。曰：此脾胃虚寒也，宜用人参调补中气，彼辞以贫窭，自将白糖薤汁熬化含吐，及六七日，则溏泄，日五六次，神亦劳倦，食亦不贪。延视之，六脉皆二至，来三五至则止，如雀啄之状。此元气大虚，不能嘘吸周回耳。用六君子加肉桂四分、吴萸二分、干姜二分。二剂，则脉连续而不止。又二剂，反加浮洪粗大，数七八至，发热、口碎，舌碎，乃虚阳上越之证。予思之，脉已犯难治之列，且吐沫不止，肾水泛，脾虚失统也。用①。病亦稍退。稍劳即复。服数剂复减，再劳又如故。至两三月后，药亦不受，亦不效，五六日而殁。先贤云：粗大之脉难治。书此以证之。

虚劳例

曹桐江令堂，年六十外。九月间发热少餐。余诊之，六脉俱无神，有八至，右关浮则满，中沉则无，正经云：脾虚浮似肺，亦火内郁之证，脾弱宜矣，用补中益气数剂。变疟，此正气复而邪气欲出矣。复用六君加

① 用：下脱方药。

干姜，四贴痊，复合参苓白术丸调理，康健如故。

三月间，予六弟年九岁。先于二月十八日病痧，痧退后发热不已，不餐饭食，惟饮冷水，啜数口，少顷即出。延至三月来报。予思之曰：不思食，脾胃虚也；欲饮水，热也；饮少顷即吐，中虚假热也；且兼吐酸水，此木旺土衰之病。以六君加姜炒山栀，泽泻、小柴二剂，热住。少顷复热，此中气虚极，得药力则退，药衰复热，此药力少而病气重也。往诊之，脾胃脉细弦无神，五六至不定，见迟，左三洪漫，看指上三关俱透，命关脉已黑，喘气昼夜不休，遍身发热，云十日余不更衣矣。遂胆导一次，出粪不黑不硬而带溏，非真元之热，乃脾胃气虚不能升降耳。小便赤涩，欲便则叫呼，痛楚之极，乃阳气馁而下陷，升降失司，气化失职所致。用补中合六味汤三贴，加麦门冬、五味子，喘气即止，热亦退，惟小便涩痛不已。仍用补中益气加麦冬、五味、牛膝、车前、干姜炒黑，清肺生水，升阳益胃暖中。一剂，小便出血，并血块若干，乃邪火煎熬，阴血干枯而成也。又二剂，痛止，饮食顿增，全愈矣。予曰：用煎剂而获如此之效，岂非补脾养肺、金盛生水、气化自出之谓乎？了吾先师云：无非清气下陷，不升不降。此翁谆谆言之，治百病无不验，谨识此以语后昆。

曹梧罔令爱，年十岁。七月间以劳倦发热，不思饮食，诊之六脉俱洪，用逍遥散四剂遂愈。自后饮食不甚贪，肌肉不生，此脾胃虚也，还宜服补中之剂。彼视为泛常，不及调养。延至十一月间，忽气喘咳嗽，此土不能生金也，且发寒热。复诊之，六脉无伦次、无至数，偶来一如游丝，亦无定迹。外症喘急吐痰，不食面红，遍身冰冷，两目有时而左红赤，有时而右红赤，此脾胃久虚，真阴渐亡，虚阳上越之危证。以六君加姜、桂各三分、门冬、五味、黄芪。二贴，嗽为少缓，四贴而寒热止，饮食增。又诊之，右三脉尚弦细，用补中加姜、桂，晚煎八味丸一钱五分，十余剂而痊。至来年正月间，复病如前，盖因节下饮食过伤，亦缘前之元气未复，脾胃未充故耳。其证比前更重，脉亦如前，日夜不睡。以归脾汤加大附三片，姜、桂各二分。服一剂，即齁睡一晚。又三剂，更服补中加姜、桂、山药、故纸，二十余剂。复诊之，右三比前觉定，但弦不和，剧服前汤，用八味丸四十余粒同煎服之，又二十余剂，身温症退而平。

钱心卓令爱，五岁。先于十二月间患肛门肿痛，且碎且疮，不思饮食，以翰示予。曰：此脾胃虚弱，虚阳内郁不伸，下溜侵肺，金受克之故，宜六君加升、柴、吴萸、制黄连炒黑色三分，二剂即瘳。第未全复。延至正月尽，发热不思食，眼劄泪出而红，泄泻。服他医煮肝治疳之药不效，复语予，亦以四味肥儿之品与之。初觉有效，数日反益重，此元气已虚，攻伐太过也。遂乘舟来就诊之，则右关弦细，左关洪漫，发热日夜更甚，晚间泻十数次，咳嗽。予尝观脾胃不足及久病之人，未有不左脉大过于右者。正东垣左脉克右脉之说，理势使然。况脾土一虚，肺金益衰，水涸木枯，枯木生火，焉得左脉不大于右？用前剂加姜、桂、门冬、五味，送下四神丸，六七贴。暂进暂退，脉细如故。此元气未充，不宜改方，彼亦深信。又服四剂，眼劄略疏矣，此真元渐有复意。适了吾师至，云所用之方，只减陈皮，泄气不能堪也。又去陈皮十余剂，病减十八，再数剂全愈。

张敬山夫人，年四十外，病已八月多矣。遍身肉尽脱，气喘不思食。延予视之，六脉俱和缓有神，四至，虽名有胃气，《经》云：形肉尽脱者不治，脉不应病者死。姑用六君加门冬、五味、干姜二剂，初觉不安，顷之遂齁睡，气喘亦疏，声亦响亮。复诊之，六脉俱细，脾肺二脉，似来似去，欲脱之象，此的为死候矣。再三谛询，彼云稍可，但不思食耳。予思此脉比前反退，甚是不宜，又勉进前剂一贴。又泻，增胸膈饱闷，且不纳水汤，此中气已虚，不能输运，遂查历日，乃乙巳。曰：今晚死矣。重于甲，卒于乙，此五行之定制也。已而果然。友人薛理还云：久病脉有神，服药顿退，此决死之病。正如灯火之将灭，反愈明而据绝耳。

王姓女，六岁。痘后患咳嗽，将三月，不思食。迎予视之，六脉弦细，此脾肺虚寒也。六君加姜、桂、门冬、五味四剂。饮食顿进，嗽亦稍止，此真元未散，药力易得，再十余剂，病去十九。然脉尚弦细，较前不过略和。教以服前剂，不允而止。明年复患如左，脉亦仍前，以前剂治之全愈，第脉终未和缓，犹带弦细也。予曰：病虽瘳，脉气未复。又明年三月，重患如前，又视之如故，以十全大补汤、门冬、五味，四服而愈。予思之，犹未脱也。当补中，大补剂百余，方获五脏坚牢，而宿疾亦不再起矣。不然，年盛时色念一动，将有不胜其喘患矣。世医以咳嗽之疾，全作痰火，尽治以清痰降火、顺气克伐之剂，遂致脾土中损，多至不救。不知咳嗽之疾，由脾胃不和，肺金失养，金不生水，心肝二火陡起于内，乘所不胜，遂咳嗽不止，而肺病奄奄，脾胃益虚。此子病母忧，化气使然也。正宜补脾胃，生肺金，不拘剂数，使脾肺得养，五行暗化，土盛金生，而咳嗽自休矣。

丹塗王盛之，年三十余。六脉俱九至，外证则咳嗽面赤，懒言怕闹，时病已年半，从前苦寒之剂，不记数矣。此真气已虚而脉数也。《经》云：数则元气虚，数则脾气虚。又云：数则有热而属虚，是皆不足之症。六脉中又脾、肾二脉洪大，此金虚不能生肾水也，理宜补肺金生肾水，水旺则制火，金旺则生水平木，木平则脾土盛，又生金矣，此正治也。乃与云：兹证服药十四五贴或念贴外，当有汗出，此阳气升而经络通矣。汗后即当倦八九日或半月，此邪退而正虚也。或十日、半月，元气渐复，倦态方去。自后服温补脾胃之剂，又当痰动、血动，或发肿毒，或作泻，此数者，听其自来，乃脏腑邪气欲出，发动流行之象也。倘不预言，恐变证多端，患者惊骇耳。因与以补脾生肺滋肾水之剂五六贴，数脉不减，此真元虚而燥也。即以前剂去头煎，服二煎、三煎，不十剂而数脉去，此时虚火一退，中气便寒，以六君子加姜、桂五六贴，脾气运动，痰饮便行，归于腰胁，肝肾部分大痛。邪之所凑，其气必虚，益见肝肾虚矣。令外以盐熨，内服二陈加桃仁、玄胡索、薏苡仁二贴，大肠见痰血而痛止，复用补脾六君加五味、白芍而愈，倘不预明此理，则变出胁腰痛时，便没主张矣。

一妇，年五十。小便时常有雪白寒冰一块，塞其阴户。欲小便，须以手抠出方溺，否则难。予曰：此胃家寒湿，缘脾胃虚寒，凝结而下坠，至阴户口而不即出者，脾胃之气尚未虚脱，但陷下耳。用六君加姜、桂，不念剂而愈。

一妇素劳症，四月间，胸中作饱，腹亦胀，不饥，日夜泻十数次。诊之，肝肾脉弦而不和，此肝肾虚寒也。治以破故纸一钱，杜仲一钱五分，山萸三分，熟地三分，吴茱萸三分，甘草二分，乌药三分，沉香磨三分。四贴稍有转头，八贴能进汤水，念贴全愈。

丰义储中和，持斋十七年矣。先九月患梦泄，已而发惊。此五脏空虚，津液燥涸，肝木生风，风火扇摇，故令精动而泄也。攻补皆不效，先润养其脾胃。脾胃润，使津液四布，百骸通泽。一月后再诊之，肺脉大，土不能生金也；左尺细长，金不能生水也；余俱洪缓，第不甚流利。以补肺之剂四贴，肾脉则和而长矣，虚则补其母之法也。先时不知饥，以异功散加黄芪、桂、芍、五味子，补脾生肺，肺复生肾，三脏相生。晚卧不宁，以归脾汤间服之，元气渐充，精神渐发。越半月余，加用太素丸，全愈。

庚午正月，诊得用吾先生左三脉沉枯细小涩，此劳伤筋骨脉也；右三脉浮而洪数，左右皆八、九至，此饮食劳倦伤脾脉也；其症神思昏倦、发热，先因饮食不消，曾服消导之剂，以致如此。思之曰：脉虽数，年虽高，症虽重而长缓，尚可望生。遂用保元加桂、芍、五味子、黑姜三分。服数剂，浮洪脉歛，数脉亦退，第不知饥耳，此脾胃不开也。且服此剂而无汗，必血气未全旺，遍身经络尚未通故耳。恐此后必发毒，因五脏之邪未透，毒必内攻一经而出。况此平素郁劳甚，毒必从虚脏而出。未几，果少阳经发一毒，痛甚，其坚如铁。灸之念艾，遂浮肿而散。傍复生一肿，再灸念艾而痛止。耳前后板甚，此血虽行而滞未尽散，经络未尽通，再以保元补脾活血通经之剂与之。适左半身发汗甚粘，左属阳，此阳气发动也。明日，觉身中不安而躁，此作汗之兆。果下午遍身有汗，且作泻，此中气虚寒也。以和中散、人参汤调服，遂少饥，肚痛亦退矣。明日再诊，六脉俱六至，二尺弦，此下焦虚寒，丹田气冷，命门火虚，不能生脾土也。虚则补其母，不思食而作饱，当以六君子汤主之，加破故纸，小茴香温下焦以生火，火以生土之义；加黑姜以温中，以消食健运；加桂、芍、五味以敛肺金，金生水，水升火降也。自此以后，脾气渐健，饮食渐进，而肿处滞血，方化为脓。大抵脾胃之疾，兼之高年，又值春木正旺之时，过此一关，无肚饱之证，可保万全矣。

头痛例

一老妇，患头痛二月，诸治罔效。余治以通经络和气血之剂十余贴。晚上吐血二碗许，其家惶急奔告。余谓其症明日当愈，已而果然。

一贵介，年三旬。先因齿痛，用石膏三钱煎服，顷即满头皆肿痛，牙根上腭肿势尤甚，俟天明稍退，盖得阳气故也。诊之，右关细涩，左关洪，左尺亦涩。余谓须纳气下达，方得脉和，定方名羌活散火汤：羌活酒炒五分，防风三分，酒连一分，酒芩二分，白茯苓一钱，人参二钱，甘草五分，半夏一钱，破故纸一钱，枸杞子一钱。二剂，其细涩脉即粗大，是阳气下行矣。头痛稍止，可见前头痛是下焦无阳，阴火上冲。服至八剂，头痛全止，齿根肿犹未退，脉则益和。余曰：将愈矣，此阳气已至恙所。果四、五日后出脓少许而瘳。

胃脘痛例

万历壬寅六月间，家君年五十三矣，患心口痛，呕食面黄。诊之脉细弦数六至余。即灸气海、乳根各数壮，服补中益气汤加吴萸、姜炒黄连、山栀，二三十贴。又以四君加减丸补脾，遂愈。明年天旱，家贫车戽力罢，复吐酸如前，再服前剂及八味丸而安。

一妇人，年五十余。素有心疼，久已疏矣。七月间，旧病忽作，医以宽中导气，削坚攻血等剂，致中气愈虚，不思饮食，神惫，迎予视之，已五六十日不食。诊之，六脉俱沉，惟脾胃弦细，似有神，寻亦难得；外证则心口痛，左胁胀硬，呕苦酸水，但能饮清汤，如吃米汤一口，即饱胀不胜，正木来克土之证也。然其人脉病虽笃，面色、肌肉犹不甚脱，忆古人凭证不凭脉之语，投以异功散加吴茱萸、干姜，佐以姜炒山栀三分。二贴，病去十五，再二贴而愈。

眼痛例

徽州方奉安令郎，十二岁。孩时乳母无乳，且喜酒，恐其父知无乳，私以果米食喂之。乳哺三年后，便眼弦红烂，此受母湿热故也。渐至眼不得开。延予视之，六脉俱洪。予曰：此肾水不足之疾，当益水以滋肝木，以六味汤加柴胡、山栀，数十贴而愈。时方秋候，余复言宜多服前剂，预培肾水，以助来春生发之气。彼怠缓不果，至春遂如予言。他医治以芩、连凉心之剂，延至五日，眼益不开，且发热不思食，作泻，咳嗽，此过伤苦寒，收降太过，致阳气受亏，胃气不升发也。复请视之，六脉俱八九至，按至骨则细无神，左心肝洪大于右，按之无力，此气血大虚，元气大惫之症。幸童子真元未散，尚可救药，亦须服药半年，方可见效。治以四君加黄芪、山药、门冬、五味三月，咳嗽、发热稍可，作泻犹未止，教以服补剂参苓白术丸，间以前药，至半年，脉退六、七，眼亦开矣，第赤烂上下粘腻未除，或时可，或时粘，此正气未全复，邪火未全退也。还当扶元气，而邪火自息。彼吝于参费，复用别医，以补血当归、生地之类，一两月，前症复作，眼复赤烂不开，反增恶寒发热，作泻、咳嗽如旧，事已告急，复求予诊。六脉俱细数，比前又甚。余许以八贴之后，恶寒不减，便不可回。服保元加白术、门冬、五味。四剂后，恶寒顿退，惟发热不已。余曰：盖恶寒者，阳气虚也，服四剂而祛之，阳尚强，尚可救疗。后以保元、四君加山药、门、味出入服之。至冬，眼弦赤烂已去，数脉俱退，止五六至，按之无力，眼中不时两眦有红翳入睛，此阳虚上越之故也。以补中汤去升麻，入熟附一二分，七八剂翳退，数脉亦退，仍治前剂而全愈。

左光禄丞，年及四十。两目俱瘀肉满珠，他医与以祛风散热之剂不效。余谓：脾主肌肉，此脾胃肉滞也。以桃仁泥二钱，枳实一钱五分，连翘一钱五分，玄明粉二分，白芷二分，山楂肉一钱五分，晚上日服一贴，至十贴而全愈。余以此方治数百人患此者，俱未尝不效。第先曾服多苦寒之剂，已伤脾胃，不思饮食者，禁不可与。如勉用之，则眼必坏，且致虚损。如患此症，服过寒凉，已伤中气，且宜静养守之，亦得渐退，不可造次，致于失明。盖此症医者罕识，阳明多血多气之经，而《经》云“血实宜决之”，此方决之之意也。如患者脾胃素虚，必欲服之，或间日一贴，或间二日一贴可也，急服则损目伤脾也。

丘豫章，患瘀翳满眼，医以大黄行之，祛风散热之剂服之，俱不退，以前方三四剂而愈。

一女人，年五十余，素眼疾，日服祛风散热之剂，忽口干，且发热多眵，开合不得，红筋薄翳满目，六脉洪数五六至，浮沉俱无力，此气有余而血不足症也。四物加黑柏二分、山栀、陈皮，八贴而愈。

刘夫人，年五十余，忽眼疾，医以祛风散热养血之剂治之，不效，已五六日矣。眼珠痛，声撼邻。予诊之，左关洪喘且大，此肝血不足，肝自生风也。细视之，左瞳神散大，痛不可忍，无红筋，加味逍遥一贴，服之痛止。一二时复作，此药力尽也。日服二剂，将六七贴，痛减十六，十二、三贴全愈。后教以服六味地黄以生肝木。

杨宅使女，年八岁。两目眵泪不干，□□□□，眼眶赤烂，此脾胃湿热也。以胃苓加酒炒黄芩、连翘，六七贴而愈。

一朱友，年三十外，患左目自上而下，红瘀兼翳，俗曰垂帘。其势自上而下，象垂帘之状，故云。用加味逍遥去白术，加川芎，少白芍。十数贴，去其十六，再十贴而全愈。复令服六味丸。

一唐友，年二十外，证亦如前，亦用逍遥加减如上，服十五六贴而愈

齿痛例

家慈，年五十三岁。齿痛不食，已几月矣。人误以旧方野蜂窠填入盐椒，羊胫骨为末擦之，满口皆碎，倍痛，愈不能食。而母以人中白涂疳散抹之，方可进汤水，遂乘舟入城诊之。右三脉俱伏，左寸关细，左尺洪缓。忖曰：简方医病，不如以理思之。右三部伏，因齿痛不便食，脾胃失养故也；左寸关细者，缘脾胃虚，不能荣养心肝之血而然；左尺洪缓，乃湿热耳。用白术、甘草、陈皮补脾胃，四物汤以养阴血，苍术、茯苓、黄柏、知母，以除尺之洪、缓胃之湿热，四贴而愈。

崔友，年二十外。素好色，忽患齿痛，遣使来云：病齿龈肿痛，且流血不止。予思之曰：此木克土之象，肝肾血虚，风火妄动，乘其所不胜也。以加味逍遥散二剂治之，服一剂则痛减血收，二剂全愈。盖凉肝肾之阴，治风热之标，培脾土之虚。《经》云：木郁则达之，火郁则发之。正此谓也。

师祖存碧，年四十余。素脾胃不充，忽一日齿痛，两口角流涎不止，灰挹满斗，楚声撼邻。脉之，右关弦

急，此脾胃虚寒之症，用补中益气汤加吴茱萸、干姜、肉桂各三分，内人参五分，服之顷间，痛未解而反增，坐卧不安，此药力未施也。再顷之，疼未减而涎犹不止。予曰：涎乃脾家液，不宜过去，即煎前汤加人参八分，明日又如上一剂，痛止，液亦不去，再三贴全愈。

杂症例

一女人胎八、九月矣，忽腰痛甚。诊之，六脉俱细，二尺俱濇且弦。予疑之，视其怀抱不虚。予曰：虽是胎，恐难产，亦恐或坠。后遇查育吾先生诊，亦如予言。以养血气药与服，遂得如期而产一子，然不期而亡。观此女素禀弱，勉得胎孕，而乏其滋养，宜如此之克验也。

姪男甫六岁。三月间，发热三日，左面心胃经部分出痘一颗，如鹅眼大，右眼弦胞皮上一颗，不甚发而没，馀有细红筋数条，至五六日不贯浆，发热烦躁，昼夜不睡，肚饱咬牙，寒战抽搐，时刻喊叫不安。余视之，六脉俱八九至，幸大便不泻。予思曰：肚饱者，脾胃弱不能输运毒气也；烦躁者，肾水不足而有火也；抽搐咬牙者，水不能生木，枯木生火，风木摇动之象，乘其所不胜也。大法当先保元气，清肺金，生肾水，水旺木滋，而火自息，遂令方名保七六三汤，保元汤七分，六味汤料三分也，加门冬、五味。一贴，鼾睡半日，醒而复躁。复半日，遍身如蚊啮之状，甚细。又照前一贴，复睡如前，醒复烦不安。予曰：鼾睡者，得药暂元气少复，邪气少退之故；复烦者，里毒未尽出也。复用参芪四圣饮二贴，浆足，黄如蜡色。又七八日方脱靥。古云：三日热，三日透，三日齐，三日浆足，三日脱靥，此正气不虚者言也。虚而邪盛者，不拘于此。余曾见咬牙战寒，俱弃之不医，而诸书亦云难治，惟立斋先生有治法不拘此，神化再出，非庸医可觑其一二者。

叶少池令郎，年十五，发热，足不能行且痛。予诊之，六脉俱数十至，二尺弦细。此血虚发热，兼湿有寒。用逍遥散加酒柏三分、苍术一钱三分、吴萸三分，二贴全愈，予不意应效如此之捷。

丁曾成，年四十外。春季右腿正面忽痛麻。诊之，右三部洪数五六至。问口渴否？曰：是也。升麻葛根汤二贴而愈。

壬寅九月间，大妹年二十一岁。缘家贫忧闷，忽患乳痈，不信服药，渐至胀突长尺许，极为可骇。余思石山先生微义，大都人患疮痈，畏针不早开脓，致大伤阳气，后难收复。即以神效瓜蒌散二剂与服之，脓即射出，厥后果然疮口不收，汗出如珠，至日西则昏愦不省人事。予曰：虽脓已出，阳气终损，第未全脱耳。诊之，脾胃命门脉细弦，余浮无沉，按无力，此阳气虚也。以十全大补及补中益气出入服之，数十贴方愈。仍令再服八味丸数斤，方无后患，否则阳气终难恢复。以怠惰不如所言，来年十月间，前阳虚之症复作，流汗如珠，拭去复有。予曰：此少服八味丸之故。以补中益气加吴茱萸、破故纸、干姜，二三贴即减，数十贴而安。复教以服前丸，妹犹未果。又来年七月患伤风状，来告予欲药。予曰：此阳虚不卫外之故，以补中益气二贴服之。缘中气寒极，不甚应病，已十二三日矣。复召予视之，汗出流水，面赤，舌出不收，呕恶吐痰吐酸，昼夜不知人事，下泻清水，满口皆碎，膈中塞隔不通。诊其脉，十至余，有影无形，浮中沉俱无力，脉状难定。明知前症之虚寒，寻思东垣《此事难知》之旨，上吐下泻，此中气不和，脾胃虚寒之症也。即投理中汤加吴萸、姜汁炒山栀。一贴，上下皆通，舌收、喘定、痰止，遂索汤水，惟昏愦如故。再一贴，口疮尽愈。与十全大补汤，并服加减八味丸二十剂余，两太阳各生小疖一二枚，前数脉始退，方识人。自云：向昼夜如梦，今日方醒。九月尽，再诊之，豁大难名之脉已退，惟细弦耳，尚呃逆吐痰。重以六君加吴萸、干姜、砂仁、煨姜，一二剂呃止。复以异功散加干姜、吴萸及前二丸而愈。

丘子明，年五十外，左乳上发一肿，服消毒药，且不戒劳，又兼远行，遂肿大如盘，高一寸许。尤服消毒剂，反增恶心，不思食。余视之，六脉俱弦，微大，不和无神。此阳气虚而脾胃亦虚寒之症。以枣大艾圆，傍逐一灸至中，以痛为度，积八十壮；服六君子汤加黄芪一钱，姜、桂各五分。一剂，至晚即睡，不觉天明，肿遂平，呕恶减半。再剂，呕恶去，饮食顿增。复用八珍汤去地黄，加芪、桂、姜如前，腐如瓜瓤，此阳气尚能作腐，可医之兆。予适他往，瘀死之肉剪迟，疮面连结，色黑如墨，重发热攻开。一方医为割之，热透遂凉，仍服消毒药，乃泄泻，日数十行，呕恶、渴甚、肚痛，疮紫黑。余归，急用六君加芪、姜、桂如前，煎送四神丸百粒。二剂，泄泻止半；三剂，肚痛、泄泻俱定，疮色变红，但渴不止，此真阴亏也。用八物去地黄加芪、姜，送下加减八味丸七十余粒，数十剂而愈。

一友，年二十外，左边睾丸并腰痛，医以大黄等药付之，约六七日矣，反发热、痛甚。此寒气传于内，着而不行也。余诊之，二尺沉按弱细，余俱洪数，且有滑意。予曰：此作痛，将欲成脓，用真人活命饮加人参五分，□□、牛蒡子。一剂痛减，二剂而瘳。

蒋子贤，年四十外。因长途劳顿兼酒色，面若熏黑，橘黄带微黑也，无力，不思食，六脉俱细，盗汗，恶心，作饱。用六君加苍术一钱，肉桂二分，干姜三分。六、七剂，口知味知饥。至三十贴，面红活，但作泻未止，与以四神丸。三四服而愈，第觉左边睾丸有肿意，此脾胃健运，湿气下流之故也。不及治之，复北行，酒色两兼，且受恼怒，重发热不安，与补中益气汤加羌活、蔓荆一贴，热稍退而阴子肿大如鹅子大，左脉洪，用小柴胡汤合四物加车前，一贴不减，且小便溺则涩痛难出，口干，发热。更加龙胆泻肝汤加牛蒡子。七八贴，发热退去，口干亦减，溺亦不涩，睾丸肿软十八，又服数剂。服活命饮加牛蒡、人参，十数剂，肿消。

王岐岗，年十七。读书坐久受寒，遂左边睾丸作痛。用真人活命饮，加牛蒡、人参，八贴肿消。

陆起潜，右拗患肿作痛，六脉洪数，右关尤甚。用逍遥散加川芎，二贴而愈。予曰：洪，心脉也；数，火旺水亏之徵也；而右脉盛，气有余而血不足也。肝血不足，肝木生火，故脉洪数也。而右阴拗肿痛者，以右脉甚也。拗者，肝家部分，肝木为火所烁，则筋急而拘挛肿痛也。以前汤清其热，养其血，培其根，故捷如影响也。

刘七官，年十七。遍身脓窠疮，其色红紫。余视之则跻足而卧，以隐曲处多疮，难于屈伸故耳。六脉俱洪大有力，数有七至。用加味逍遥散，四贴而愈。越二月，手足复患如前，六脉俱按洪大，以四物加术、陈、芪、门、味，八贴而愈。

伍姓，久患漏肿，肛口连臀尖流血不止。医以大黄末敷之，其肉渐黑硬麻，且病目，红筋满珠，开合不便。余视之，以逍遥散加味者，添桃仁、连翘。十余剂服之，而红筋十退六七，而漏亦稍可。予复令揭去大黄，日灸艾十余壮，候痛即撤之。内服托里消毒散加破故纸，以其命门脉弦故也。服数十剂，惟此方去取一二味，后肉渐软红活而愈，亦教以服六味地黄丸加故纸、杜仲。

方剂索引

二画

三画

四画

五画

六画

八画

九画

十画

十二画以上

28